科学健康·眼科

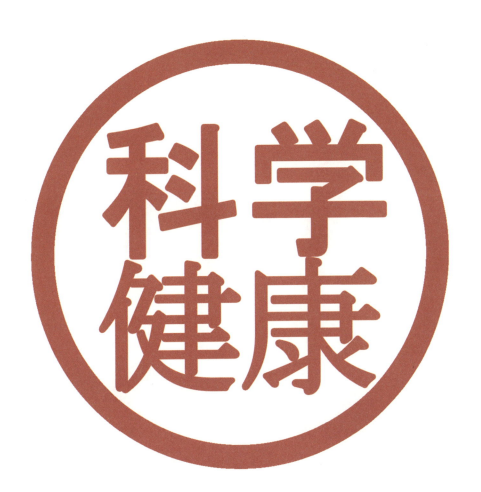

中国科学技术协会 | 中国老科学技术工作者协会 |
国家卫生健康委员会　组织编写

科学普及出版社
·北　京·

名誉主编： 周光召　邓　楠

主　　审： 曾益新　齐　让

主　　编： 王捍峰　吴甘美

编　　委（按姓氏笔画排序）：

　　　　　　王捍峰　邓　楠　申倚敏

　　　　　　史伟云　齐　让　许　迅

　　　　　　吴甘美　周光召　曾益新

科学健康

周光召

轻轻松松一佰步

高高兴兴一辈子

陈竺敬题 二零零七年九月於北京

序言

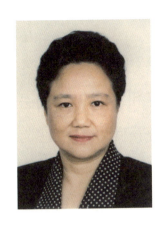

健康是人生的第一需要，也是人类生存繁衍的前提。有健康才会有蓬勃的生命，才会有努力、奋斗和成功。世界卫生组织认为，健康既包括躯体健康，也包括心理健康，还包括良好的社会适应能力。这种观点确有道理。有病的人固然不能说是健康，但一个虽然没有病，却整天郁郁寡欢、与周围的人格格不入、总是给别人和自己带来不愉快的人同样也不是一个健康的人！由此可见，健康既是一种生理现象，同时也是一种心理现象和社会现象。只有身体功能良好、精神健康并且拥有积极向上的生活态度以及和谐人际关系的人，才能真正称得上是健康的人。

健康来自科学的生活方式。调查表明，在影响人类健康的诸多因素中，60%以上来自我们每个人的生活方式和保健意识，只有40%来自社会、家庭遗传、医疗以及所处的环境。现代人所患疾病45%以上与不良的生活方式有关，而导致死亡的因素有60%与不良的生活方式有关。实现健康的最好方法，就是进一步提高科学素质，了解和掌握正确的医药卫生知识，自觉养成良好的生活习惯，培养良好的个性与人格，实践科学文明、健康向上的生活方式，通过科学饮食获取均衡的营养，通过适当运动和规律的生活获取充足的睡眠和健康的体质，通过及时有效的心理调适活动获取健康的心理，力戒吸烟、过量饮酒、食物过精、久坐不动等不良嗜好。健康不仅仅是个人的事情，更是家庭的事情、社会的事情；维护个人健康，促进社会健康，是我们每个社会成员必须承担的社会责任！

　　我们生活在一个城市化、工业化、全球化快速发展的时代。随着物质生活水平的迅速提高，人们在充分享受现代文明成果的同时，也不可避免地面临着各种各样的疾病威胁。对付疾病的亘古良方，一是不要害怕，二是要相信科学。科学是人类健康的保护神，正是飞速发展的医药科技赋予了人类以神奇的力量，使我们能够在严重威胁人们身心健康的各种疾病面前，成功化解危机，摆脱疾患的困扰。健康向上的心理状态是我们对付病魔的第一道防线，现代医学科技是战胜疾病的有力保障。坚韧不拔的毅力，乐观豁达的心态，积极和谐的人际关系，有助于养成自尊自信、热爱生活、关爱生命的生活态度，由心理健康促进身体健康。这既体现了我们对生命的敬佩，更是对人类生存本质意义的追求！

健康水平是衡量人们生活质量和社会发展程度的重要标志，对健康的重视程度体现了社会文明进步的程度。《科学健康》是一套讲授健康理念、健康方法、健康生活的科普著作，通俗易懂，方便实用。希望每个人都能认真地读一读这套书，从中汲取医学知识，提高医学素养，实践健康方法，重视和追求健康，为全面建设小康社会贡献一份力量。

是为序。

中国科学技术协会原常务副主席　邓楠

2007年8月

序言

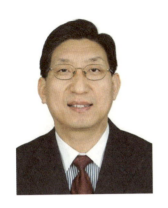

　　健康是人全面发展、生活幸福的基石，是人类对美好生活的永恒追求，是经济社会发展的基础条件，是社会文明、国家富强、民族振兴的重要标志。人拥有健康，才能进行学习、劳动、创造与发明，才能学习掌握科学技术，形成智慧，成就事业，幸福生活。健康是世界上最宝贵的财富，没有健康，一切无从谈起。掌握健康科学，成就科学健康！

　　"没有全民健康，就没有全面小康"，习近平总书记在党中央、国务院召开的新世纪第一次全国卫生与健康大会上深刻论述了健康的重要性，确定将人民健康放在优先发展的战略地位，从党和国家事业全局的战略高度对新时期卫生和健康工作提出了一系列新思想、新要求，这是我国卫生与健康发展理念的一次重大飞跃，是"健康中国"建设的根本指南。紧随其后，作为国家战略，党中央、国务院颁布实施《"健康中国2030"规划纲要》，勾画了打造"健康中国"的美好蓝图,彰显了我国将对健康问题的重视提升到前所未有的高度。越来越多的证据表明,健康正在受到全国人民前所未有的关注,卫生与健康事业迎来了新的春天,人人享有健康正逐步成为现实。

党和政府历来高度重视科技工作者的健康,不断提升相关医疗卫生服务能力与水平,保障科技工作者在建成小康社会中重要作用的充分发挥。中国科学技术协会、中国老科学技术工作者协会联合国家卫生和计划生育委员会一直为增进科技工作者的健康而积极努力,希望在促进科技工作者健康上贡献一些力量,以表达对科技工作者的敬意。科技创新离不开科技工作者强健的体魄、健康的心理和充沛的精力,科技创新和科学普及是实现创新发展的两翼,同等重要。出版《科学健康》科普丛书,就是在科技工作者中普及健康科学,传播科学的健康知识,倡导健康的生活方式。《科学健康》已出版9卷,自问世以来,由于其内容的科学性、准确性和权威性,受到科技工作者和广大公众的喜爱和好评,在提高科技工作者健康素养上发挥了作用。希望通过阅读《科学健康》,促进读者养成健康的生活方式,不断提高健康素养,激发读者对健康或者与医学相关融合领域的研究,做健康科学的实践者、探索者,有力推进"健康中国"建设的伟大事业。

无论对于一个人，还是一个国家、一个民族，健康都是一项长期的系统工程，贵在践行。祝愿每一位读者不断了解、掌握、运用健康科学，提升生活质量和生命质量，用自己的健康实践为"健康中国"留下精彩的注脚，为全面建成小康社会、实现中华民族伟大复兴的中国梦作出更大的贡献。

中国科学院院士

国家卫生健康委员会副主任　曾益新

2017年9月

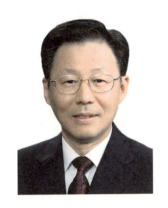

序言

　　党的十八大以来，以习近平同志为核心的党中央坚持人民至上，把实施"健康中国"战略摆在重要位置。提升老科技工作者的健康素养，让更多老科技工作者享受有品质的健康生活，是建设"健康中国"的重要内容，更是老科协的重要任务。中国老科协始终把服务全民健康素养提升作为一项重要任务，长期以来通过开展健康讲座、举办科学健康论坛、发布和出版健康科普作品等方式开展优质健康科普活动，受到广泛欢迎。

　　今年7月，我和齐让、王延祜、庞晓东同志参加中国老科协"科学健康圆桌会"专题座谈会。吴甘美、王捍峰同志谈到了这项工作的发展历程：2006年在时任全国人大常委会副委员长、中国科协主席周光召的积极倡议和推动下，创办"科学健康"圆桌会议，邀请临床医学和生命科学领域知名专家与两院院士面对面交流研讨，弘扬科学家精神，关注老科学家身体健康，普及科学健康知识，至今已成功举办33届。

2007年起，中国科协和卫健委保健局组织知名临床医生撰写医学科普文章，至今已出版12册《科学健康》丛书。中国科协科普部今年将修订再版该丛书，尝试通过漫画、音频和小程序等方式创新，向包括老科技工作者在内的广大老年人普及健康知识、倡导健康生活方式，让大家自发参与、乐在其中。

再版的《科学健康》丛书有三个变化。一是内容更权威。修订版由多位医学领域的院士、知名专家、优秀医生共同参与，针对中老年人普遍关注的热点健康问题和老年常见病等进行权威解答，科学看待疾病，科学进行诊疗和预防。二是形式更通俗。丛书内容以简单问答的形式呈现，贴近读者、通俗易懂，是实用性很强的科普书。再版丛书增加了老年人普遍关注的睡眠、心血管、骨质疏松等健康问题。三是理念更先进。丛书与时俱进，反映了近年来医学领域的最新成果，全新的健康诊疗理念、知识和技术，充分体现了中国医学的发展特色和国际水平。

再版《科学健康》丛书是向党的二十大的献礼，也体现了党和国家对广大老科技工作者的关心。希望读者能够在书中收获更多的阅读乐趣，运用科学的健康知识，享受有品质的健康生活。

中国老科学技术工作者协会会长　李学勇

2022年7月

目录 Contents

第一章　眼科前沿新技术　/ 001

近视防控新理念：户外光照强度和时长共同影响
近视预防效果　/ 009
全飞秒近视激光手术——核心技术曾获诺贝尔奖　/ 010
飞秒激光辅助白内障摘除手术　/ 011
高端人工晶体植入术　/ 012
抗青光眼的有力武器——青光眼引流阀植入　/ 014
干眼治疗新武器——睑板腺功能障碍治疗　/ 015
角膜移植为角膜盲患者带来光明的希望　/ 016
超广角扫描激光眼底成像，远不止广角　/ 017
原来眼睛也可以打针　/ 018
夜盲、黑蒙患者的福音——基因治疗　/ 019

第二章　角膜病　/ 021

眼和角膜盲的现状　/ 025
什么是眼角膜　/ 026
常见的角膜病有哪些　/ 027

老龄化的表现——角膜老年环 / 028

干眼和角膜病 / 028

影响美观又损害视力的"余肉"——翼状胬肉 / 029

一种严重威胁农民视力的角膜病——真菌性
角膜炎 / 030

一种容易复发的角膜病——单纯疱疹病毒性
角膜炎 / 031

一种严重危及年轻人视力的角膜病——圆锥角膜 / 031

一类具有遗传性的角膜病——角膜基质营养
不良 / 033

严重危害工人视力的角膜病——角膜化学伤 / 034

我国自主研发的新技术 / 034

第三章　眼睛是"照相机" / 037

自动变焦镜头——晶状体 / 039

近视、远视、散光——"相机"聚焦出了错 / 041

左右两"相机"不同——屈光参差 / 043

老花也与"镜头"有关吗 / 044

眼睛可以更换吗 / 045

瞳孔是眼睛的"光圈" / 046

视力不好就是眼睛不好吗 / 047

第四章　眼睛——藏不住你的秘密 / 049

眼睛会说话，瞳孔泄露天机 / 051

正常瞳孔及其变化的提示 / 052

眼睛如何感知五彩缤纷 / 054

色觉异常所看到的世界 / 055

色盲的检查方法 / 057

眼睛能看到多大的范围 / 057

不同对比度的视力 / 059

第五章　眼睛——既能欺骗你，又能美化你 / 063

从眼睛到大脑，视觉怎么产生 / 065

体验错觉——为什么黄昏时蓝花更鲜艳 / 068

持续注视光源后会出现什么现象 / 068

在纸上画一圈淡淡的阴影，怎就变成了一轮皎洁的明月 / 069

眼见不实 / 070

同样的写法却变成了不同的字 / 071

静止的画面怎么看起来是动的呢 / 072

第六章　眼睛的美容 / 075

"熊猫眼"是怎么形成的 / 077

什么是双眼皮成形术 / 078

哪些人不适合做双眼皮手术 / 079

眼袋是怎么形成的 / 080

眼皮耷拉的提示 / 081

眼睛与化妆 / 082

彩色隐形眼镜 / 083

义眼——抚平心灵的创伤 / 084

第七章　眼睛与岁月 / 087

老花——岁月的第一个转折点 / 089

老花不矫正，就像雪天不穿棉袄 / 090

近视可以抵消老花吗 / 090

眼干——职场白领的常见病 / 091

戴了"戒指"的角膜——角膜老年环 / 092

"返老还童"——老年性白内障的信号 / 093

眼前的蚊子——飞蚊症 / 094

年龄相关性黄斑变性 / 095

什么是青光眼 / 096

第八章　眼睛警示疾患 / 101

糖尿病 / 103

动脉硬化 / 110

高血压 / 111

血液疾病 / 114

自身免疫疾病 / 116

感染 / 116

肿瘤 / 118

神经及脑部疾病 / 119

第九章　眼镜 / 125

运动时能戴眼镜吗 / 127

眼镜片为什么有不同的颜色 / 128

近视度数越高是否眼镜越重 / 129

渐变镜让人显得更年轻优雅 / 129

人工晶状体实际上就是一副眼镜 / 131

隐形眼镜好不好 / 131

隐形眼镜也有软硬之分 / 132

OK 镜是什么 / 133

隐形眼镜也有保质期吗 / 134

哪些人不能佩戴隐形眼镜 / 135

用镜片做眼睛的"绷带" / 136

眼用镜片——不苦的药 / 136

第十章 眼科激光治疗 / 139

激光治疗近视是怎么回事 / 141

激光为青光眼"挖洞通渠" / 145

激光为白内障术后患者"破囊" / 146

激光是一把"止血钳" / 147

激光是"铆钉" / 148

第十一章 眼睛的营养 / 151

鱼肝油可以当保健品长期服用吗 / 153

得了青光眼要少喝水吗 / 155

叶黄素可以预防视网膜黄斑变性 / 157

糖尿病眼底出血患者饮食应注意什么 / 158

蓝莓真的可以明亮眼睛吗 / 160

吃粗粮对眼睛有好处吗 / 162

如何通过饮食预防干眼 / 164

预防和治疗红眼病饮食应注意什么 / 165

第十二章　幸福从眼睛开始 / 169

什么是盲和低视力 / 171

低视力是可以康复的 / 172

关注老年低视力及康复 / 173

逆转盲和低视力——白内障手术 / 175

致谢 / 179

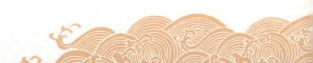

第一章

眼科前沿新技术

许 迅

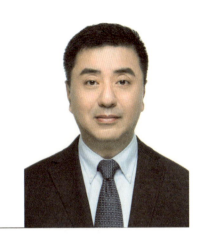

教授，主任医师，上海交通大学博士生导师。现任国家眼部疾病临床医学研究中心（上海）主任，上海市视觉健康中心（近视防治技术中心）主任，中华医学会眼科分会副主任委员、眼底病学组组长，国家儿童青少年视力健康管理专家咨询委员会副主任委员，教育部综合防控儿童青少年近视专家宣讲团副团长等。

主持科技部等十余项国家级课题，领衔获国家科技进步奖二等奖 1 项、省部级一等奖 3 项。人事部"百千万人才工程"国家级人选，上海市领军人才，上海市科技精英，上海市劳动模范，卫生部有突出贡献中青年专家，全国五一劳动奖章获得者。

写给读者的话

眼睛被称作人们心灵的窗户，是一个极其精密和重要的感觉器官，大脑从外界获取的信息80%都来自视觉。各种眼病导致的视力损伤严重损害生存质量，国际卫生组织调查显示：人们对失明的恐惧仅次于癌症和艾滋病。随着电子产品的普及和人口老龄化带来的衰老相关眼病高发，眼病防治已成为重要社会问题。1983年，我从上海第一医学院医学系毕业，选择当一名眼科医生，把守护每个患者的光明作为行医的努力方向。

我国儿童青少年近视人群高达53.6%。近视难以治愈，一旦发生不可逆，但可防可控。正常情况下，人们出生后有一定的远视度数，即远视储备，如果眼睛正常发育，到成人期远视度数还没有消耗完，就像银行远视度数存款还有余额，不会近视；如果眼睛发育过快，远视度数储备过早消耗完，就可能在低年龄段发展成近视。近年来，我和团队投身儿童、青少年近视的防控工作。采用快速简便的检查手段开展筛查，筛检出远视储备不足的重点对象，有针对性地提前预警和实施增加户外活动干预，对降低近视发生率和患病率可起到事半功倍的效果。我们通过研究发现，每天户外活动 2 小时可降低 50% 近视发生的风险，进而尝试突破以往宣教模式，从知识灌输转向行为促进，通过开发寓教于乐的科普形式，创作"大眼仔"护眼吉祥物，编创《爱眼歌》和《非接触眼保健操》，逐步建立了可供分享和广泛利用的科普资源库，宣传覆盖范围超过 10 亿人次，带动行为转变，营造全社会护眼爱眼的浓厚氛围。

除了儿童、青少年近视防控，老年人群慢性眼病的科普也尤为重要。老年人群全身系统性疾患（如高血压、糖尿病、心脑血管疾病等）约 70% 有眼部表现，并可导致视力损伤，危害老年人群生存质量，这些全身性疾病引起的眼病包括糖尿病视网膜病变、年龄相关性黄斑变性、高血压性视网膜病变、视网膜静脉阻塞、青光眼等。虽然临床上有不少治疗方法，如视网膜激光、玻璃体切割手术、眼内药物注射等，但都需要反复多次治疗，且仅针对表面症状，治疗效果有限。全身系统性疾病眼部并发症的防治关键在于普及早诊理念，通过一些简单的无创性检查手段开展早期辨识和干预，由被动健康转变为主动健康，将老年人常见病、多发病的眼部并发症的早期辨识、风险评估作为慢性眼病防治的重点，降低全身系统性疾病造成的视力损伤，提高老年人群视觉及生活质量。

目前，眼病的诊疗已逐渐由以疾病为中心向以健康为中心转型，清晰的视力对全年龄段人群都至关重要。作为眼科医生，我真切地希望能够结合多年的眼病诊疗经验，通过这部科普书籍，将最重要的眼病防、诊、治、康的知识传递给更多人，让眼病防治的医学知识在我们生活中得以应用，让我们心灵的窗户更为明亮！

许　迅

2022 年 8 月

第一章 眼科前沿新技术

随着现代科学技术的发展，眼科诊疗、眼健康领域的新药、新设备和新技术层出不穷，防治理念也在不断更新迭代。近视激光、白内障、青光眼、玻璃体等手术越来越微创，术后视觉质量越来越高；干眼、角膜盲的治疗也有了新的武器和手段；对于从前一筹莫展、视力损害难可逆的眼底病变，目前也有了越来越多的治疗方法：玻璃体腔注射抗血管内皮生长因子（VEGF）、基因治疗、干细胞移植等。眼科诊疗领域的科技创新蓬勃发展，为眼疾患者带来了福音。

近视防控新理念：户外光照强度和时长共同影响近视预防效果

近视是世界性的健康问题，全球近视人数约为20亿人，其中包括2.77亿高度近视患者。据估计，到2050年，近视人数将增加到47.6亿人（占全球人口的49.8%），高度近视人数将增加到近10亿人。在东亚和东南亚的一些城市和地区，如新加坡、中国、日本和韩国，年轻人群的近视患病率高达80%~90%，其中，10%~20%是高度近视。高度近视会带来一系列眼部并发症，如视网膜裂孔、视网膜脱离、后巩膜葡萄肿，有些病理性近视还会导致眼底出血、萎缩等病变，严重影响视功能。

近年来，青少年近视呈爆发性增长。上海市眼病防治中心/上海交通大学医学院附属第一人民医院许迅、何鲜桂教授领衔的团队通过一项随机对照人群试验，评估了户外活动时间和光照强度对防控儿童近视发生发展的作用。该研究表明，增加户外活动时间可降低近视发病和进展风险,尤其是在非近视儿童中;户外时间对预防近视的保护作用与暴露时间和光照强度有关。基于腕表监测数据,户内光照强度对近视发病率无显著影响;而随着户外光照强度和户外活动时间的增加,近视发病率降低。

在 5000 勒克斯/分钟的条件下,每天户外时间为 150 分钟或累积光照强度达 750000 勒克斯时,近视发病率可相对降低 24%;当要达到近视发病率相对降低 30% 时,在同等光强度条件下,每天户外活动时长需达 170 分钟。预防近视并不需要在烈日下到户外去晒太阳,可以课间走向有阳光的窗户,或者晴天在树荫下休息、玩耍。

全飞秒近视激光手术——核心技术曾获诺贝尔奖

全飞秒核心技术"啁啾脉冲放大技术"获得 2018 年诺贝尔物理学奖,这项技术在全飞秒 SMILE 手术上的应用已有 10 年。可用于矫正 50~1000 度的近视、25~500 度的散光,还可以用于穿透性或板层角膜移植术、半飞秒手术中角膜瓣的制作。

(1)**飞秒激光**。飞秒激光是一种固体脉冲激光,其脉冲时间为飞秒(10^{-12} s)量级,是人类在实验室条件下能获得的最快的激光。到底能有多快呢?在 1 s 内,光可以绕地球 7.5 圈;而在 100 飞秒的时间内,光只能穿过人发直径的一半。此类激光可以精准地聚焦于透明或半透明组织的内部,进行组织的分离和切割,因为它的脉冲非常快,所以没有热效应和冲击波,在整个过程中不会对周围组织产生损伤。

（2）飞秒手术过程。飞秒激光精准切割制作角膜基质透镜，然后通过角膜小切口取出透镜，达到改变角膜曲率、治疗近视的目的。

（3）飞秒激光优势。全飞秒激光过程没有制作角膜瓣，避免了角膜瓣相关并发症；术后只在角膜面上留有2毫米左右的切口，更好地保护了角膜周边神经，术后干眼发生率低。另外，角膜的生物力学较传统激光治疗亦有很大改善。

飞秒激光辅助白内障摘除手术

白内障是全球范围内的首位致盲性眼病，而手术治疗白内障是目前最有效的方法。尽管传统超声乳化白内障吸除术可以为患者提供良好的视觉效果，但随着生活质量的提高，越来越多的患者期望更高质的视觉质量和更小的手术创伤。

近年来，随着飞秒激光的引入，白内障摘除手术有了进一步发展。飞秒激光是指一种以脉冲形式运转的红外激光，其优点是瞬间功率大、对透明介质有很强的穿透性、聚焦精确性极高。如今，飞秒激光被广泛运用于白内障手术，因此，亦被称为"无刀手术"。

飞秒激光辅助白内障摘除手术系统可使透明角膜切口、角膜缘松解切口、环形晶状体前囊膜切开及预劈核操作更加精确，从而优化人工晶体的位置和患者手术眼的屈光状态，大大提高白内障摘除手术的准确性、有效性、安全性及可预测性。相对于传统超声乳化白内障吸除术,飞秒激光辅助白内障摘除手术术中使用的超声时间更少、超声能量更低,可减少角膜内皮细胞丢失、减轻角膜水肿,且在撕囊质量方面显示出优越性,在术后 1 周和 6 个月可获得更好的视觉效果。可以说,飞秒激光辅助白内障摘除手术为患者带来了更优良、更稳定的术后视觉质量。

高端人工晶体植入术

早期的白内障手术在摘除混浊晶体后,植入的人工晶体是单焦点人工晶体,可以有效帮助患者提高视力,但单焦点人工晶体只有一个焦点,不能像年轻人的晶体那样具有调节功能。随着大众生活水平的提高,越来越多的人开始关注眼部健康,大量基础防盲治盲需求逐步升级为中高端需求,即从过去简单的看得见升级为看得清、看得好、看得更自然舒适。高端人工晶体植入术通过帮助患者选择适宜的高端人工晶体,切实提高患者的视力,提供越来越高的视觉质量及生存质量。目前,常见的高端人工晶体包括单焦点非球面人工晶体、散光矫正人工晶体、连续视程及三焦点人工晶体。

单焦点非球面人工晶体

球面像差是一种常见的光学缺陷,会降低对比敏感度并导致视力模糊。在年轻的眼睛中,角膜和晶状体像差往往相互抵消。基于这个原理,非球面人工晶体不仅能产生低光学畸变,还能抵消角膜像差。非球面人工晶体镜片周边经过改良，可以提高人眼的对比敏感度，减少夜间眩光的发生，提高夜视力。适合对视觉质量要求较高，尤其是对夜间视力有一定要求的患者。

散光矫正人工晶体

白内障手术前后存在的角膜散光一直是影响术后视力的主要因素。散光矫正型人工晶体能有效矫正白内障患者术后的角膜散光，术后旋转稳定性高，提高了患者术后裸眼视力及视觉质量，减少了患者术后对眼镜的依赖。

连续视程及三焦点人工晶体

一般来讲，我们日常生活用眼的需求主要来自三个距离的视力质量：远视力（5米左右距离的视力）、中视力［80 cm左右距离（约为看电脑屏幕的距离）的视力］、近视力［40 cm左右距离（约为看书、看手机的距离）的视力］。

连续视程人工晶体采用专利衍射光栅技术，使患者在中距离及远距离范围内保持较高的视觉质量，能看得清移动物体，无跳视感，光能利用率高，对比敏感度高，光学干扰少，可包容1.5D的顺规散光、1.0D的逆规散光和一定程度不规则散光。

三焦点人工晶体弥补了以往单焦晶体和双焦晶体的缺憾，实现了远中近全程视力的覆盖，满足了中老年人对视力的高品质需求，同时彻底摆脱了佩戴老花镜的烦恼。

科学健康·眼科

抗青光眼的有力武器——青光眼引流阀植入

青光眼是由眼内压力过高导致视神经受损,进而引起视力下降和看东西范围缩小的一类疾病。青光眼是全球排名第一位的不可逆性致盲性眼病,所谓"不可逆性致盲性",是指一旦错过了治疗时机,出现的视力丧失是不可挽回、不能改善的;同时青光眼的进展极其凶险,如果治疗效果不理想,患者只能面对失明的结局。因此,得了青光眼必须抓紧时间治疗,尽早降低眼压,才能保存更多的视功能。

青光眼引流阀是一个生物相容性非常好的小阀门,这个小阀门带有一个小管子,通过把小管子埋入眼内引流眼内多余的房水到眼外,起到降低眼压的作用。同时,这个小阀门还自带瓣膜,眼压比较高的时候,瓣膜完全打开,方便房水流出;如果眼压变低了,瓣膜关闭,这样就能把眼压控制在一个比较安全的水平。这个小阀门外形像个扁扁的小飞碟,可以很好地贴附在眼球上,因此不会有很明显的异物感,舒适度较好。引流阀植入手术已开展了近10年,治疗效果很好,甚至成为难治性青光眼的首选手术治疗方式。

干眼治疗新武器——睑板腺功能障碍治疗

说到干眼治疗,大部分人的第一反应就是滴眼药水。但是当前还没有完美的人工泪液,"引水灌溉"难以取代自身的泪液。自身泪液中含有多种免疫成分、生长因子、离子成分等,可以增强眼表防御能力、促进创伤愈合、维持电解质平衡。某些眼药水中含有过量的防腐剂,可能产生明显的细胞毒素损害,阻碍角膜上皮细胞的正常生长,须经医生诊断后再遵医嘱使用,且应避免长期应用。

睑板腺功能障碍治疗是干眼的一种物理治疗措施,包括清洁—热敷—按摩三步:可使用专业的睑缘清洁液清洁,如查出蠕形螨,则须使用特殊的清洁液和除螨眼膏;热敷每天两次,热敷温度40~45 ℃;按摩方向向着睑缘,也可因个人条件使用硅胶按摩镊。

- 医护人员挤压睑板腺,雾化熏蒸治疗
- IPL激光治疗睑板腺功能障碍
- Lipflow睑板腺按摩设备

另外,还可选用湿房镜、泪小点栓塞,无创可逆,可由医生为您佩戴和植入。

角膜移植为角膜盲患者带来光明的希望

角膜相当于眼球的窗口,各种原因导致的角膜损伤都会使角膜留下疤痕,严重者导致失明。据流行病学统计,我国目前角膜盲患者超过百万人,很多角膜疾病都需要通过角膜移植手术改善视力、重见光明。

什么是角膜移植?

角膜移植是用捐献者健康、透明的角膜替换病变混浊的角膜,以达到增进视力、治疗角膜疾病、改善外观的眼科手术。对于角膜盲患者来说,角膜移植是可能复明的唯一有效方法。

如果把人眼比作一部光学照相机,那么,视网膜、视神经就是底片,角膜就是镜头。角膜如果变得混浊,就好比照相机的镜头磨损了;如果替换成一个透明的好镜头,就又可以照出清晰的照片了,这就是我们通常所说的角膜移植。

哪些患者适合角膜移植?

角膜移植适合于各种原因造成的角膜混浊或水肿而严重影响视力的病变。反复发作的病毒性角膜炎引起的角膜混浊患者,被酸、碱化学物烧伤的角膜混浊患者,在受伤治愈一年后可做角膜移植;角膜溃疡范围较大、侵犯较深、久治不愈者,先天性角膜变性、圆锥角膜、角膜基质变性、角膜内皮细胞功能失代偿等患者，应立即进行角膜移植手术；角膜肿瘤患者在切除肿物后，也应进行角膜移植。

眼角膜捐献是移植手术所需角膜的唯一合法来源，但眼角膜材料来源困难，只有极少数患者有幸接受角膜捐献，很多患者错失了最佳治疗时间。

超广角扫描激光眼底成像，远不止广角

眼科医生常用"眼底一张照，眼病早知道"来形容眼底检查对于判断眼部疾病乃至全身疾病的重要性。因为很多眼底疾病早期无明显自觉症状，发现时已经为晚期了，因此，早期筛查、早期诊断、早期治疗是防治眼底病的关键。通过眼底照片，医生可以直观看到视网膜、视神经、视网膜动静脉血管及黄斑的情况，在一定程度上可以间接反映全身血管的健康情况或提示颅脑病变，是筛查确诊的重要手段之一。

传统的眼底成像设备只能拍摄约45度眼底范围的眼底照片（约1/12视网膜范围）且往往需要散瞳，对于屈光间质混浊的患者，成像效果较差；通过不同角度的眼底照片拼图，虽然也能扩大眼底检查范围（最大约60度，1/5视网膜范围），但由于眼位引导困难，检查耗时较长。

相较于传统的眼底照相，超广角扫描激光眼底成像的拍摄范围可达200~240度（可以看到视网膜面积的80%），创新性地实现了免散瞳（最小瞳孔直径低至1.5毫米）、非接触、非拼接的眼底照相，高分辨率成像（5微米光学分辨率）可以更清晰地呈现周边

眼底的情况，有助于发现周边视网膜裂孔、变性等眼底异常。同时，超广角扫描激光成像速度快，可在 0.4~1 秒内完成取像，对于白内障等屈光间质混浊的穿透力较强，缩短了患者的检查时间，就诊体验更为舒适。最新的激光宽线共聚焦扫描成像由四个激光二极管组合的光源点亮，宽线快速扫描，0.2 秒成像，并能去除伪影，无上下睫毛眼睑遮挡，成像质量佳；通过自动拼图，成像范围甚至可以达到 90% 以上的全视网膜面积。

通过超广角扫描激光眼底成像，可以尽早发现眼底周边的病变，做到早发现、早诊断、早干预。

原来眼睛也可以打针

我们知道全身疾病治疗中常见的给药方式是静脉输液、肌内注射等，眼科疾病治疗中最常见的给药方式是滴眼药水，那您有没有听说过眼睛也可以直接注射药物呢？眼睛确实可以打针！我们叫作玻璃体腔注药术。

玻璃体腔注药术是将少量的药物（如抗血管内皮生长因子 VEGF 等）通过极细的针头穿过巩膜（通常说的眼白部分）注入眼内，可使药物快速直达病变部位，最大限度地快速发挥药物的治疗作用。

哪些疾病可以通过玻璃体腔注药术进行治疗呢？我们临床中常见的湿性老年性黄斑变性、视网膜静脉阻塞、糖尿病视网膜病变、各种原因继发的脉络膜新生血管等疾病都会导致黄斑部新生血管、黄斑水肿，针对这些疾病，最直接、快速和有效的治疗方法就是玻璃体腔注药术。此外，一些眼内的感染、炎症等疾病也可以通过玻璃体腔注药术进行治疗。

玻璃体腔注药术快速、简单，但也同样面临出血、感染等风险。相较于其他眼内手术，玻璃体腔注药术发生并发症的风险较低。为了尽量减少感染风险，玻璃体腔注药术通常在手术室的无菌环境下进行，患者须在术前和术后滴用抗生素滴眼液预防感染。

随着越来越多创新药物的出现，玻璃体腔注药术将帮助更多眼底疾病患者改善病情、挽救光明。

夜盲、黑蒙患者的福音——基因治疗

遗传性视网膜变性疾病（IRDs）是导致视力丧失的原因之一，它包括了一大类异质性疾病，引起视力下降的直接原因是光感受器功能的损害。最常见的 IRDs 包括视网膜色素变性（RP）、无脉络膜症、Leber 遗传性视神经病变、Leber 先天性黑蒙（LCA）、Stargardt 病和 X 连锁视网膜劈裂症（XLRS）。目前有近 300 个基因可以导致 IRDs，这类遗传眼病是传统医药和方法无法治愈的，基因治疗是目前认为的唯一有效的治疗手段。

2017 年，美国 FDA 第一次批准了治疗 IRDs 的基因疗法——Luxturna 治疗 RPE65 基因变异导致的 Leber 先天性黑蒙。2018 年，Luxturna 获得了欧洲药品管理局的批准。

什么是基因治疗？

基因治疗是指将外源正常基因导入靶细胞，纠正或补偿缺陷和异常基因引起的疾病，以达到治疗目的。通俗地说，就是找到某种罕见病患者和健康人群的差异基因（基因的不同之处），然后采用一系列手段修补它。这一系列修补手段就叫基因疗法，基因疗法可以从根本上解决健康问题，甚至可以做到一次性治愈。

基因药物怎么进入体内？

通常基因治疗中正常基因的导入需要借助导入载体的作用，目前比较常见的载体是病毒载体。病毒，就像运输小车一样，将正常基因运输到需要的细胞内发挥正常功能。在遗传性视网膜疾病中，手术医生通过玻璃体切除手术切除玻璃体后，通过一根极其纤细的针在视网膜上造一个小孔，将装载正常基因的病毒药液缓慢注射到视网膜下。病毒进入靶细胞后，正常基因开始发挥作用，患者的视网膜细胞重新开始正常工作，重新感受光线。

相信接下来会有越来越多的基因治疗药物进入市场，为身处灰暗世界的患者带来希望！

第二章

角膜病

史伟云

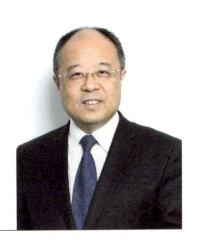

山东省眼科研究所所长，山东省眼科医院院长，二级教授、主任医师，博士生导师，俄罗斯自然科学院外籍院士。中华医学会眼科学分会常委、角膜病学组组长，中华眼科学分会专家会员，《中华眼科杂志》副总编辑。从事眼科医教研近40年，是国内极少独立完成角膜移植手术超过万例的医师，在创新角膜手术和研发角膜供体材料方面贡献突出。先后主持国家自然科学基金重点项目等30余项。荣获吴阶平－保罗·杨森医学药学研究奖、国家科技进步奖二等奖（2项）、山东省科技进步奖一等奖（4项）等奖项。2017年度山东省科学技术最高奖获得者。

第二章 角膜病

眼和角膜盲的现状

眼睛是人类最宝贵的感觉器官,外界信息的90%由眼睛获取。如果把眼睛比作一台照相机,角膜就是照相机的镜头,是眼睛直接与外界接触的最表层组织。角膜患病率极高,晶状体就是镜头中的组合调焦镜片,视网膜即为照相机的感光底片。

感光通路的任何部分出现疾病都会影响视力,严重者致盲。防盲和治盲已经成为全球亟待解决的问题。世界卫生组织大样本的流行病学调查资料显示,眼病已成为继肿瘤、心血管疾病之后第三位影响人们生存质量的疾病。全世界约有3700万盲人,1.24亿人视力低下。我国每年约有45万人失明,几乎每分钟出现一例新的盲人。

在盲人患者中,角膜病在我国是仅次于白内障的第二位致盲原因。角膜病致盲患者有300余万人,而且每年新增约20万人,这部分患者大多为中青年患者。以伤残调整人力资本(disability adjusted human capital,DAHC)作为指标计算角膜盲对我国国民经济的影响,结果显示,每年角膜盲给我国带来的DAHC总量至少为180亿元。

目前,我国角膜盲防治现状令人担忧,每年仅有1万名角膜盲患者接受复明的角膜移植手术,面对上百万在黑暗中等待复明的角膜盲患者显得杯水车薪。

供体角膜严重匮乏和眼库技术落后是制约角膜盲患者及时复明的主要问题。我国角膜供体来源严重匮乏有两大原因:一是受几千年传统观念的影响,国人捐献意识淡漠;同时,角膜取材方法仍沿用100年前的采摘眼球法，这一方法与我国死后保存全尸的传统观念相悖。加上我国没有器官捐献的法律条文，往往导致捐献者逝后的取材遇到法律问题。二是我国尚缺乏先进的角膜材料保存技术，若1天内没有合适的受体，则供体废弃，此现状间接导致了供体角膜应用的无序和浪费。

此外，角膜的手术方式均是国外专家创立，由于人种、发病特点及国家经济和地理的不同，有些手术方式并不适合我国患者，不仅并发症多、成功率相对低、长期疗效不佳，而且需多次重复移植，加重了供体角膜的短缺。研究新型材料角膜和人工角膜是解决我国角膜供体材料严重匮乏的重要途径。

什么是眼角膜

角膜是眼睛最前面的透明部分，呈圆形，表面光滑，前凸后凹，形如凹凸透镜，为眼睛提供大部分屈光力。加上晶状体的屈光力，光线便可准确地聚焦在视网膜上构成影像。

角膜含有丰富的感觉神经末梢，任何微小刺激、损伤或炎症

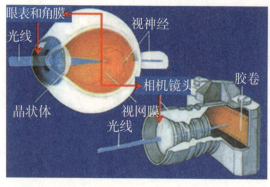

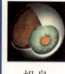

机身　　　镜头　　　快门

皆能引起眼的疼痛、流泪。角膜没有血管，其营养来源于泪液及房水。

角膜分为五层，厚度仅 500 微米，由前向后依次为上皮细胞层、前弹力层、基质层、后弹力层、内皮细胞层。只有上皮细胞层和后弹力层损伤后是可以再生的，其他三层损伤后均不可再生。一旦角膜基质层受到损伤，角膜就会变混浊，造成视力下降，特别是瞳孔区的角膜混浊对视力影响更大，甚至导致失明。

 常见的角膜病有哪些

常见的角膜病有感染性角膜病、外伤和化学伤性角膜病、遗传和代谢性角膜病及免疫相关的角膜病和角膜肿瘤等。

角膜病患病率约为 2.49%，与感染、外伤、免疫、先天等因素有关。感染性角膜病的患病率约为 0.192%，占角膜盲的首位，多发生于城乡经济条件差的人群，同时与女性、老龄、受教育程度低及西部地区明显相关。老年人易患的角膜病除感染性角膜病外，神经营养性角膜炎、免疫相关性角膜炎、干眼等均不可忽视。

神经营养性角膜炎虽是一种罕见病，发病率低于 0.5‰，但在中老年人群中发病率较高。病毒、肿瘤、手术、糖尿病等均可引发神经营养性角膜炎，主要表现为角膜神经知觉减退或完全丧失、角膜缺损甚至角膜溃疡。

老年人长时间看手机可造成视频终端综合征，这是目前最常见的角膜疾病，由本病诱发的干眼症和角膜的点状混浊及缺损症状出现的概率最高（72.1%），常表现为眼睛不适，出现发红、充血、干涩、有异物感、分泌物多等；严重者可发生角膜炎。所以，老年人一定要控制看手机的时间，避免造成角膜损伤。

老龄化的表现——角膜老年环

角膜老年环是最常见的边缘性角膜混浊，由周边角膜基质内类脂质沉着造成。老年环通常是一种有遗传倾向的退行性改变，但有时也可能是高脂蛋白血症（尤其是低密度脂蛋白）或血清胆固醇增高的眼部表现。本病无自觉症状，对视力也无影响，局部不需治疗。一般来说，老年环是老龄化的表现，如果合并高脂血症，应该请心内科医生协助进行血脂和心血管的检查。

干眼和角膜病

正常情况下，眼球角结膜表面会覆盖一层泪膜，这层泪膜分为3层，其中任何一层的异常都会导致泪膜不稳定，从而造成眼表结构的损伤，并出现眼部各种不适，这便是干眼。

对于干眼，很多人会片面理解为眼部缺水，殊不知眼部缺油也会造成干眼，而且该类人群人数很多。

干眼症在以下人群中较易出现：中老年女性；电子产品过量使用者、隐形眼镜佩戴者及驾驶员；干燥综合征、糖尿病、甲状腺疾病及精神疾病等患者；服用过抗雄激素、雌激素、抗组胺、抗抑郁药及局部滥用滴眼液的患者。

常见症状包括眼睛干涩、容易疲倦、眼痒、异物感、痛灼热感、分泌物黏稠、怕风、畏光、对外界刺激敏感；严重者眼睛红肿、充血、角质化、角膜上皮损伤而有丝状物黏附，这种损伤日久则可造成角结膜病变并影响视力。要积极治疗引起干眼的全身疾病；减少电子产品连续使用时间；清淡饮食，避免辛辣、油腻食品；作息规律，保证充足睡眠；适当运动，保持愉悦心情；医生检查后，若眼部病情允许，建议坚持眼部热敷。

影响美观又损害视力的"余肉" ——翼状胬肉

翼状胬肉通常是在内眼角长出的一块多余红肉，红肉组织像昆虫的翅膀一样，逐渐地爬向黑眼球，直至长到黑眼球的表面，甚至有的会遮盖瞳孔、影响视力。多见于户外劳动者，可能与风、尘、日光、烟雾等长期慢性刺激相关。

对于静止型胬肉，未侵入黑眼球、又不影响视力者，可不必治疗，但也不会自行消退。对于进展型胬肉或胬肉长入黑眼球、影响视力者，应当行胬肉切除术，单纯翼状胬肉切除术容易复发，目前较理想的手术方式是翼状胬肉切除联合自体角膜缘干细胞移植术。角膜缘干细胞具有"栅栏"作用，可防止结膜纤维、血管组织长入角膜；并且可分化为角膜上皮细胞，促进上皮修复，术后复发率低。

科学健康·眼科

一种严重威胁农民视力的角膜病 ——真菌性角膜炎

真菌性角膜炎是感染性角膜病致盲的首位原因。该病主要与农业外伤有关，是以农业为主的发展中国家主要的致盲眼病之一。真菌性角膜炎早期如得不到及时有效的控制，往往会导致病情加重、溃疡扩大，严重者可能发生角膜溃疡穿孔甚至眼球不保。因此，及时有效的药物及手术治疗是治疗真菌性角膜溃疡的关键。

我国眼科学家谢立信院士和史伟云教授在国际上首次发现、提出并验证了"不同菌种的真菌菌丝在角膜内存在不同生长方式"的创新理论，报告了我国真菌性角膜炎主要致病菌为镰刀菌属，其菌丝在角膜内水平生长，并在此创新理论和流行病学调查的基础上，创造性提出"板层角膜移植术应是治疗真菌性角膜炎的主要手术方式"的转化医学模式，打破了以往的认识误区。近十年来，国际上均采用板层角膜移植术治疗绝大多数真菌感染病例，使数以万计的患者重见光明，同时也对全球真菌性角膜炎手术治疗方式的变迁起到了积极的推动作用。

真菌性角膜炎一旦确诊，应当及时进行抗真菌药物治疗，以控制感染。在药物不能控制感染的情况下，手术是重要手段，手术方式根据感染发生的部位、严重程度，可选择病灶切除术、结膜瓣遮盖术、板层角膜移植术以及穿透性角膜移植术等。

一种容易复发的角膜病——单纯疱疹病毒性角膜炎

单纯疱疹病毒引起的单纯疱疹病毒性角膜炎是最常见的感染性角膜病之一，其临床表现多种多样，主要包括上皮型、基质型和内皮型。人类是单纯疱疹病毒唯一的自然宿主，从病毒接触到典型病变出现的时间通常为3~9天。单纯疱疹病毒长期潜伏于三叉神经节、子宫颈神经节和交感神经节，病毒将终生定居于神经节内。角膜感染与病毒在三叉神经节内的复制对其传播起至关重要的作用，另外，在角膜组织中也发现了宿主潜伏的单纯疱疹病毒。精神应激、全身感染、阳光暴露、月经期、佩戴角膜接触镜和眼外伤都可能引起眼部单纯疱疹病毒的复发。

更昔洛韦凝胶是目前临床治疗单纯疱疹病毒性角膜炎的首选药物。预防性口服阿昔洛韦，可以预防疱疹病毒性角膜炎的复发。对于药物治疗效果不佳的患者，根据情况须行羊膜移植术、结膜瓣遮盖术、板层角膜移植术或穿透性角膜移植术等。

一种严重危及年轻人视力的角膜病——圆锥角膜

圆锥角膜是以角膜中央变薄向前突出、呈圆锥形为特征的一种角膜病，常造成高度不规则近视散光并最终严重危害视力，多发生于青少年。

对于轻度或早期患者，可以佩戴硬性角膜接触镜，同时选择核黄素角膜胶原交联疗法治疗；对于晚期角膜明显变薄者，则须手术治疗。目前，治疗圆锥角膜的主要手术方法有深板层角膜移植术和穿透性角膜移植术。穿透性角膜移植术手术视力恢复快，但要求有具内皮活性的供体，并且有一定免疫排斥和角膜植片哆开的风险；深板层角膜移植术手术安全性高、术后免疫排斥反应概率低、术后并发症少，对年轻的圆锥角膜患者有更深远的意义，目前已成为治疗完成期圆锥角膜的首选手术方法。

山东省眼科医院应用部分板层角膜移植技术治疗完成期圆锥角膜，采取特殊的手术技术——逐步加压缝合方法，避免皱褶出现在中央瞳孔区，巧妙地解决了以往板层角膜移植术后角膜植床皱褶对术后视力的影响，大大提高了患者术后的视觉质量。此项技术达到世界领先水平，得到国际眼科专家的认可。

之后，山东省眼科医院将飞秒激光技术引入角膜移植手术，实现了手术技术的又一次飞跃性提升。飞秒激光可以实现对角膜组织更精确、更光滑的切削，达到手术切口更完美的对合，术后视力恢复更快、视觉质量更好。

急性水肿是圆锥角膜各阶段中最严重的一期，也是较难处理和预后较差的一期，治疗不及时有导致感染甚至角膜穿孔的风险。以往治疗往往采取穿透性角膜移植术。山东省眼科医院通过研究发现，应用前房穿刺放液联合角膜热成型术的方法可以使角膜水肿在短期内迅速消退，加速后弹力层破口愈合。通过这种手段，可使急性水肿的圆锥角膜患者有机会接受板层角膜移植手术治疗，避免了以往直接采取穿透性角膜移植术治疗术后免疫排斥和角膜植片哆开的风险，对年轻的圆锥角膜患者有深远意义，新术式在国际上广泛推广。

一类具有遗传性的角膜病——角膜基质营养不良

角膜基质营养不良在临床常见为颗粒状角膜营养不良、斑块状角膜营养不良和格子状角膜营养不良，病变均发生在角膜基质层，只是角膜病变的形态不同。由于病变的程度、形态及在基质层的不同位置，导致临床表现各异。

（1）**颗粒状角膜营养不良**。颗粒状角膜营养不良是一种常染色体显性遗传疾病，与5q31染色体上 *TGFBI* 基因中 p.（Arg-555Trp）的突变有关。大多在儿童时期发病，很少有人就诊。开始为散在面包屑样混浊；随着年龄增长，角膜基质的混浊可变大和深层发展，但很少扩展至角膜巩缘，病变进展慢。发病年龄越早，病情越重，视力越差。

（2）**斑块状角膜营养不良**。斑块状角膜营养不良是一种与16号染色体（16q22.1）上 N-乙酰葡糖胺6-O-磺基转移酶（*CHST6*）基因突变相关的常染色体隐性遗传疾病。10岁左右就显示双眼较对称发病、视力下降；约在20岁时病情明显，有畏光、流泪及视力下降。随着角膜混浊的加重，角膜表面高低不平或上皮反复糜烂，视力进一步下降，通常在20~30岁就丧失了有用的视力。

（3）**格子状角膜营养不良**。格子状角膜营养不良是一种常染色体显性遗传性疾病，其典型形式与 *TGFBI* 基因上 p.(Arg124Cys)

的突变有关。经典型格子状角膜营养不良的特点是分支样基质格子图形，伴有上皮下混浊和前基质混浊。

严重危害工人视力的角膜病——角膜化学伤

眼前段的化学伤在我国常见，尽管临床对一些早期患者行急救治疗，但仍有不少患者因伤势过重而失明。化学致伤物的常见种类有酸性物质和碱性物质，其中以眼前段的碱性物质化学伤最为棘手，目前尚无理想的治疗手段。重症晚期患者常因角膜混浊、溃疡穿孔、角膜新生血管化、假性胬肉及睑球粘连致盲。

对于早期、中期的化学伤，可采用外眼冲洗、前房穿刺、球结膜切开及应用肝素、胶原酶抑制剂、糖皮质激素、抗生素等进行治疗，但羊膜移植是最有效的方法。对于晚期出现并发症的患者，可根据情况采用眼表重建术。对于严重角膜伤，人工角膜移植术是唯一的治疗复明手段，但人工角膜在我国一直是空白。

我国自主研发的新技术

角膜取材和眼库新技术

角膜盲复明必须要有合格的供体角膜材料。由于我国的风俗习惯，捐献角膜因破坏仪容，故每年捐献的角膜供体远远不能满足临床应用。山东省眼科医院联合建立的山东省红十字眼库开展了不破坏捐献者遗容的角膜原位取材方法并获得家属认可，推动了红十字会牵头的捐献新模式，全国捐赠量以每年20%的速度增加；同时发明了具有我国知识产权的角膜中期保存液，使角膜供体保存时间延长到1周以上，价格仅为进口产品的1/4，产品即将问世，有望彻底改变我国眼库技术落后、供体角膜利用率低的现状。

生物工程角膜（脱细胞猪角膜基质）

为解决人类角膜供体不足的问题，史伟云等发明了一种新型的保护性脱细胞体系，可在维持角膜结构和透明度的同时，短时间内有效脱除角膜基质内的异种细胞和异种抗原；并利用该体系制备了一种新型脱细胞猪角膜基质，具有透明度、免疫原性、生物力学、相容性等特征，临床应用两年，证明与人角膜供体无差异。

脱细胞猪角膜的临床应用（获国家三类医疗器械注册证）完全达到了人角膜供体的生物学及光学效果，免疫排斥反应发生率和角膜透明性与人角膜无明显差异，基本解决了板层角膜移植供体角膜缺乏的问题。

人工角膜

目前，对于眼化学伤、眼表严重异常、全身免疫性角膜病等复杂角膜疾病手术，常规角膜移植成功率较低，人工角膜有望成为治疗此类疾病的唯一、有效、可行的途径。人工角膜是用异质成型材料制成的一种特殊屈光装置，通过手术植入患眼，取代混浊角膜组织以取得一定视力。

2019年7月，史伟云领衔我国自主研发的首例领扣型人工角膜，并开展全国临床试验手术。随后有数名患者接受手术，术后视力恢复良好，患者重见光明。2021年10月，此款"领扣型人工角膜"获得三类医疗器械生产许可证，这意味着此前被临床医生认为是"复明绝症"的角膜盲患者有了重见光明的机会，也填补了我国人工角膜制造的空白。

第三章

眼睛是"照相机"

第三章 眼睛是"照相机"

眼睛是生物器官,又是光学器官,借助照相机可以演示眼睛是如何对外界物体进行成像的。眼睑相当于快门,眼睛前面的角膜和晶状体相当于照相机的镜头,瞳孔相当于光圈,后面的视网膜就是底片。我们不妨沿着类比照相机的思路来了解眼睛作为光学器官的秘密。

自动变焦镜头——晶状体

常常听人说"照片拍糊了,没有调好焦",为什么调焦不准就不能获得清晰的照片呢?要知道原因,首先得知道调焦是怎么回事儿。调焦其实就是调整焦距,将光线聚焦在底片上。拍摄不同距离的物体时,所需要的焦距是不一样的,调焦就是为了适应拍摄不同距离的物体而进行的镜头焦距的调整。调焦不准时,光线聚焦的点不在底片上,那么底片上的像就是模糊的,照出来的照片就是不清楚的;精确调焦可以将光线刚好聚焦在底片上,那么底片上的像就是清楚的,于是照出来的照片就是清晰的。古老的照相机有一个调焦按钮,可以通过手动方式调整照相机的焦距。而随着科技的进步,照相机行业不断发展,出现了自动调焦的照相机。所谓自动调焦,就是照相机的调焦过程是自行发生的,不需要人为参与,照相机可以自动识别拍摄目标离照相机的距离,并根据此距离调整焦距,使物体发出的光线准确聚焦在底片上,拍出清晰的照片。

照相机拍摄不同距离的景物需要调焦,眼睛要看清楚不同距离的目标也需要调焦。眼睛的调焦是由晶状体自动完成的，就像自动调焦镜头一样，大脑会将目标的距离信息通过特定的途径传递到晶状体，晶状体根据大脑提供的距离信息，通过调整自身的凹凸程度来实现调焦，使光线准确聚焦在视网膜这个特殊的底片上。晶状体有一定的弹性，正常眼睛观看5米以外的目标时，晶状体最扁平，我们称为调节完全放松的静止状态或休息状态。观察近处目标时，根据不同的距离，晶状体会产生不同的调节，距离越近，晶状体越凸。

晶状体的调节与弹簧一样，弹簧的性能主要与弹性限度和回弹速度有关，晶状体的调节也有范围和速度。调节的范围是随年龄的增长而下降的，儿童的调节范围大，老年人的调节范围小，60岁左右调节会完全消失。调节不足是指与同年龄段的人相比，调节的范围小于正常值。调节不足者会调用大部分甚至全部的调节来看清楚近处物体，正如用尽所有的力气做一件事情会感觉很累一样，调节不足者容易视疲劳。调用一半以内的调节观察物体，眼睛会感觉很舒适，看得清楚而且持久。调节不足者可以通过科学、系统的调节训练，增加调节的幅度，缓解视疲劳症状。即使在正常情况下，当年龄增长到一定程度，调节范围将下降到不足以看清楚近处目标，这就是我们说的老年人老视现象。这是一种正常的生理现象，可以在看近处时佩戴适当度数的老花镜来补偿调节的不足。正常情况下，晶状体的调节非常灵活，能根据观察物体的远近迅速作出变化。如果视近后出现短时性近距和远距视力模糊，盯着观察的物体看一会儿物体又变得清晰了，那可能是调节灵活度出现了问题，这种情况可以通过训练的方法改进。另外，长时间调用晶状体的调节进行近距离工作，容易出现视疲劳，并伴有视力下降、视物模糊等症状。长此以往,晶状体的调节可能无法再放松到以前的状态,并引发近视。所以,医生经常会建议我们工作一段时间后要看看远处,让眼睛放松一下,就是这个原因。

近视、远视、散光——"相机"聚焦出了错

相机的聚焦是利用镜头的折射作用改变光线前进的方向,并将其汇聚于底片上。眼睛聚焦原理也是如此。人眼折射作用的强弱用屈光力来表示。人眼屈光力会随着晶状体调节而变化,调节放松时,晶状体扁平,人眼的屈光力弱;调节越紧张,晶状体越凸,屈光力越强。正常情况下,在调节完全放松的静止状态,平行光线通过眼睛的折射后刚好会聚焦在视网膜这个"底片"上。如果聚焦的位置出现偏差,就是我们常说的屈光不正,包括近视、远视和散光,都可能有视物不清的症状。聚焦在视网膜前为近视,聚焦在视网膜后为远视,在视网膜上不能聚焦于一点则为散光。屈光不正可以通过戴眼镜来补偿晶状体的屈光度,使平行光线聚焦在视网膜上,从而达到视物清晰的目的。

在调节完全放松的静止状态,晶状体扁平,平行光线通过眼睛的折射后聚焦在视网膜之前称为近视,会有视远模糊、视近清楚的症状。目前认为部分近视来源于遗传,但更多的近视源于不良的用眼习惯,比如用眼过近、用眼时间过长、行车或走路时用眼、外界照明不良等。近视者为看清远处物体,需佩戴凹

透镜矫正。凹透镜对光线起发散作用,能将聚焦点后移,矫正近视。

在调节完全放松的静止状态,晶状体扁平,平行光线通过眼睛的折射后聚焦在视网膜之后称为远视。远视者为看清楚远处物体,必须将焦点前移至视网膜上,唯一的途径就是发动调节,晶状体变凸,增加屈光力。眼睛观察的物体距离越近,需要的调节越大。但眼睛的调节是有限的,距离近到一定程度,所需的调节将超过极限,在"底片"上仍然无法聚焦。轻度远视患者因为有调节的补偿作用,所以看不清远处,看近处还可能是清楚的;而高度远视患者因调节范围的限制已无法对其进行补偿,所以看远和看近均会模糊不清。远视者因频繁、过度动用调节,视疲劳的症状比较明显,故远视患者应戴凸透镜以减少调节、缓解视疲劳症状。凸透镜对光线起汇聚作用,能将聚焦点前移,矫正远视。

如果视物不清伴随着扭曲、变形等情况,那么要警惕是否患有散光。对着镜子看一下我们的"黑眼珠",它应呈圆形,各角度区域的弯曲度是一致的。如果这个圆变成了椭圆,那么各角度区域的弯曲度将不再一致,光线不能汇聚于一点,这就是通常所说的散光。各角度弯曲程度差别越大,散光度数就越大。部分散光可能是先天性的,后天上下眼睑以及眨眼对眼睛的压迫也可能是散光发生的原因。散光的度数较稳定,一般不会发生很大的变化,需要佩戴柱镜或环曲面镜矫正。柱镜和环曲面镜各角度的屈光力不同,可中和散光,使光线在视网膜上聚焦于一点,矫正散光。

左右两"相机"不同——屈光参差

人眼的成像原理与照相机相似,一般来说,这左右两台"照相机"完全一样的人是很少的,普遍存在轻度的差异,这种差异称为屈光参差。小的屈光参差是生理性的,若两眼近视或远视的度数相差 ≥ 1.50 D,散光度数相差 ≥ 1 D 则为病理性屈光参差。

如果你拿着一支带笔帽儿的笔,不妨尝试一下先闭上一只眼睛,左手拿笔,右手拿笔帽儿,将笔帽儿盖上。你有没有觉得很难对准呢?这是正常的,因为只有双眼看世界,世界才是立体的,才能分辨目标的远近。所以,如果有病理性的屈光参差,两只眼睛的视觉质量不同,必然会导致立体视功能的下降,同时人们会更习惯于用视物清晰的眼睛来看,结果视物模糊的眼睛因为太久不用,视力会越来越差。

眼外伤和眼部手术可能会引起屈光参差。另外,出生时人眼一般是远视的,在发育过程中,远视度数下降,转为正视。如果在这个过程中两眼发展进度不同,也会产生屈光参差。

屈光参差者因两眼屈光度数不一样,需要佩戴不同度数的眼镜。眼镜度数不同,放大倍率就不相同,从而导致两眼视网膜上的像大小不一致,如果两图像大小相差过多,那么两只眼睛看到的像很难融合为一个,产生许多临床症状。所以屈光参差大的患者验配眼镜有很大困难。

老花也与"镜头"有关吗

晶状体是人眼中的自动变焦镜头,它富有弹性,受睫状肌的牵拉作用发生形态的变化,从而实现变焦调节的功能。但晶状体这个眼睛中的变焦镜头会随着年龄的增长而衰老,失去弹性变硬,从而最终导致调节能力的减弱,调节幅度逐渐下降直至消失。

正常的眼睛在观察 5 米以外的物体时,晶状体调节放松,平行光线将准确聚焦于视网膜上。随着年龄增长,晶状体调节能力减弱,视近物时,晶状体可能需要动用大部分甚至全部的力量调节来获得清晰视力,此时容易视疲劳。当晶状体所需的调节超过自身的调节极限时,就无法获得清晰的近视力。随着年龄增长,这种视近模糊和视疲劳的现象会逐渐加重,这种因年龄增长,调节下降而产生视近模糊、视远清晰的症状就是我们日常生活中所说的"老花"。

老花是一种正常的生理现象。据统计,不伴有近视、远视和散光的人一般 45 岁以后都要戴老花镜才能看清近物,60 岁左右调节基本完全消失。为了解决老年人视近不清的问题,我们在老花者眼睛前面加上一个凸透镜来补偿调节不足引起的屈光力不足,使近处物体发出的光线刚好聚焦在视网膜上,这样,老花者就能看清楚近处的物体,从而改善视近模糊的情况。另外,视远时,调节是处于放松状态的,调节能力的强弱对视物的清晰度并没有影响,所以老花者视远时仍是清晰的,不需要任何处理。

眼睛可以更换吗

角膜和晶状体是眼睛这个特殊"照相机"的镜头,一旦这些组织结构出现问题,就像照相机的镜头出现了损伤,会影响成像的质量。如果相机的镜头坏了,更换上新的相匹配的镜头,又能拍出清晰的照片。那么,角膜和晶状体这些特殊的"镜头"出现问题,是否也能像相机镜头一样进行更换,从而达到恢复功能的目的呢?人们已经在这个问题上进行了很长时间的探索,经过长期的理论研究和临床实践,角膜和晶状体的更换已成为可能,并在临床上广泛推广和应用。

角膜的更换可通过角膜移植实现,用其他人正常的眼角膜替换有病变的角膜是当前常做的一种手术,即角膜移植手术。角膜透明,无血管,血管内的免疫物质无法进入角膜,所以不容易出现免疫排斥,移植成功率较高。

此外,还有一种人工角膜移植的手术方法,不是用人类的角膜进行移植,而是用特殊材料加工成角膜类似物进行移植。人工角膜材料有玻璃、硅凝胶、牙齿等。人工角膜移植不仅涉及角膜,还涉及结膜等眼睛的其他成分,所以排斥可能性大。目前,这种术式仅用于常规同种异体角膜移植失败、双眼角膜混浊失明的患者,一般只作为最后的选择。

角膜出现问题时,可以通过移植来更换;而晶状体出现问题时,可摘除后重新植入人工晶状体来提高患者的视力。人工晶状体由英国医生 Ridley 发明。在第二次世界大战期间,他发现某飞行员眼内残留有飞机舱盖的有机玻璃小碎片,多年后,该飞行员的眼睛没有出现任何异样的组织反应，受到这个现象的启发，Ridley用这种有机玻璃材料制造了形态与天然晶状体相似的人工晶状体并获得成功。

人工晶状体的结构和类型随着研究的深入和制作工艺的提高，从原有的二片式（一个光学部和两个襻用不同材料制成）发展到一片式人工晶状体（一个光学部和两个襻用同种材料制成）。同时可根据植入眼内部位的不同，分为前房型、虹膜固定型、睫状沟型和囊袋型人工晶状体。根据人工晶状体是否可折叠，又分为非折叠、折叠和注入式人工晶状体。根据焦点的情况，可分为单焦、可调节和多焦人工晶状体。

随着技术的发展，人们还在寻求更好、更安全的办法来对眼睛这个特殊"照相机"的镜头进行更换，以获得持久、舒适、清晰的视力。

瞳孔是眼睛的"光圈"

外国人的眼球看上去是蓝色或棕色的，而中国人的眼球却是黑色的，这主要指的是虹膜的颜色。虹膜中间有一个圆形的开孔，是光线进入眼内的门户，称为瞳孔。瞳孔的功能与照相机里的光圈一样，通过瞳孔的缩放可以控制进入眼内光线的多少，在保证底片曝光充分的同时，又不会因为光线过强而损坏底片。正常情况下，成人的瞳孔直径一般为2.5~8毫米，两侧等大、等圆。瞳孔的这种缩放功能通过虹膜上的两种肌肉对光线强导的适应自发产生，一种叫瞳孔括约肌，主管瞳孔的缩小；另一种叫瞳孔开大肌，主管瞳孔的开大。当瞳孔对不同光照产生的缩放反应变得迟钝时，常常预示着一些疾病的发生，如视神经疾病、葡萄膜炎、青光眼等，需要及时就医。现代医学将瞳孔散大作为判断死亡的标准之一。

你有没有见过照片中的人物"红眼"了？这与瞳孔有关。用闪光灯照相时，瞳孔来不及关闭，闪光照亮眼底血管，照片中就显现出"红眼"的现象。"防红眼"相机在正式闪光前预闪光一次，借助预闪光使瞳孔缩小，在正式闪光时，瞳孔已处于收缩状态，可有效防止"红眼"现象的出现。

表面上看瞳孔里面是黑色的，而用专业的眼科仪器透过瞳孔能够看到橘红色的眼底和眼底血管，这也是人体唯一可见的活体血管，有重要的临床意义。当发现瞳孔颜色发生变化时，应及时求医。青绿色瞳孔常见于青光眼。瞳孔呈红色常见于眼外伤或某些眼内出血疾患。白瞳可见于白内障、早产儿视网膜病变、转移性眼内炎、原始玻璃体增生症、视网膜毛细血管扩张症、视网膜母细胞瘤等疾病。

 ## 视力不好就是眼睛不好吗

数码相机通过数据线连接到电脑上，并将图像在电脑中显示。如果没有一条好的数据线或者电脑系统出现问题，那么相机里面的图像就无法在电脑上显示。同样，如果没有一条好的神经传输通道，眼睛"底片"上的像也无法传到大脑内被人感知；如果大脑对图像进行处理的部位出现问题，自然也不能有好的视力。眼球光学系统属于光学因素，而神经传输通道和大脑视觉中枢统称为神经因素。人眼视力的好坏主要取决于光学和神经这两个因素。

眼球光学成像系统由眼睛各部分构成，主要包括前面充当镜头的角膜、晶状体和充当底片的视网膜。眼睛好的人具有良好的眼球光学成像系统，屈光度和眼轴长度相匹配，将所观察物体发出的光线准确聚焦在视网膜上，获得清晰的视网膜图像。而眼睛不好的人则刚好相反，无法获得清晰的视网膜图像，表现为视力低下。

神经因素包括成像在视网膜上的像经过神经传输到达大脑的过程和图像在大脑中处理的过程。当神经传输通路出现问题时，即使眼睛很好，良好的光学成像系统使视网膜成像清晰，但视网膜上清晰的像无法传输到大脑中，人无法通过大脑感知到视网膜上的像，故表现为视力不好。如果大脑视觉中枢出现问题，传递到大脑的图像无法被处理，那么这个图像仍然无法被我们感知到，即表现为"看不到"或"看不清"视觉目标，做视力检测时，显示视力低下。可见，眼睛好，视力不一定好；视力不好，眼睛却有可能是好的。

第四章

眼睛──藏不住你的秘密

第四章　眼睛——藏不住你的秘密

原来是我的眼睛泄露了我的天机。当我说谎并心虚的时候，我眼睛中的乌黑瞳孔会增大，眼睛上下宽度发生改变，眼睛表面的血管颜色也不一样了……

让我来告诉你，眼睛是怎样说出你的秘密的吧。

 眼睛会说话，瞳孔泄露天机

孟子曰："存乎人者莫良于眸子。眸子不能掩其恶，胸中正，则眸子瞭焉，胸中不正，则眸子眊焉。听其言也，观其眸子，人焉瘦哉。"通过眼神来传情达意是一种普遍的心理现象，人们总是自然而然地运用眼神来表达对周围一切事物的复杂情感。人的喜怒哀乐都会从眼神的微妙变化里真实地流露出来。因此，泄露天机的所在是我们每个人的眼睛。

眼睛是大脑在眼眶里的延伸。眼球底部有三级神经元（光感受器细胞、双极细胞、神经节细胞），就像大脑皮质细胞一样，具有分析综合能力；而瞳孔的变化、眼球的活动等又直接受脑神经的支配。所以，人的情感自然而然地就从眼睛中反映出来。

当一个人感到愉悦、喜爱、兴奋时，能促进一种叫作肾上腺素激素的分泌，引起交感神经兴奋。支配瞳孔的交感神经起源于广泛大脑皮质，当刺激额叶中央后回或颞上回时，皆可引起双侧瞳孔散大。因为从以上部位发出的纤维经内囊到丘脑下部（漏斗的外侧，是第二级瞳孔散大中枢），再从丘脑中下部发出神经纤维，经中脑、桥脑中线处入延脑网状结构，下行至脊髓睫状中枢，再从该中枢发出神经纤维至交感神经干，经颈下神经节、颈中神经节至颈上神经节交换神经元。从此，神经节发出节后纤维，加入颈内动脉丛，经颈内动脉孔入颅腔，沿三叉神经眼支，经眶上裂入眶至睫状神经节，最后由鼻睫神经和睫状长神经分布于瞳孔的开大肌、上睑平滑肌（睑板肌）及眼眶平滑肌，使瞳孔散大，甚至有可能比平常大4倍。同时伴有呼吸加快、心跳加速、血压升高等表现。

同样的，遇到生气、讨厌、消极的心情时，人们的副交感神经兴奋，支配瞳孔的副交感神经起源于中脑的第Ⅲ对颅神经的缩瞳核。该核位于中脑导水管腹侧的动眼神经核的前端，左右各一。由此核发出的副交感神经纤维伴随动眼神经走行，从大脑脚底动眼神经沟内出脑，于大脑后动脉和小脑上动脉之间向前，行经天幕裂孔入中颅窝穿海绵窦，经眶上裂入眶，沿下斜肌神经纤维进入睫状神经节交换神经元，再经睫状短神经支配瞳孔的括约肌和睫状肌（括约肌支配瞳孔的收缩、睫状肌支配瞳孔调节作用），使瞳孔收缩。同时伴有心率减慢、血压降低、头晕等表现。

 ## 正常瞳孔及其变化的提示

瞳孔位于虹膜中央稍偏鼻下方，在呈圆形。在室内光线下，正常瞳孔的平均直径为3.35毫米，最大可至7.5~8.0毫米，极度收缩可为1~2毫米。瞳孔的大小会因光照的强弱而异。一般光照下，瞳孔小于2毫米和大于5毫米者分别为瞳孔缩小和散大。两眼瞳孔若相差0.25毫米以下为生理性，相差1毫米以上则为不等大。

（1）**年龄影响因素**。瞳孔的大小在不同年龄是有差异的。出生1年内，因瞳孔放大肌未发育完全，瞳孔较小，即使滴上肾上腺素（散瞳剂）也难以散大。青春期的瞳孔最大。进入老年期的瞳孔呈进行性缩小，即使在暗处，瞳孔的散大亦不如年轻人。

（2）**视力影响因素**。瞳孔的大小与维持视物清晰有一定关系。正常视力者的瞳孔大小随维持视物清晰的需要而异，近视、远视或老花患者的瞳孔因近视、远视或老花的程度而异。一般来说，近视人群的瞳孔较远视人群大，老花人群的瞳孔较小。此外，睡眠时瞳孔缩小。虹膜颜色的深浅可以影响瞳孔，颜色深者比颜色浅者要小些。

（3）**瞳孔震颤**。为调节进入眼内光线的亮度保持恒定的水平，不断地调整瞳孔的大小，致瞳孔处于不休息状态，称为瞳孔震颤。

（4）**瞳孔反应异常**。瞳孔反应有对光反应及近点反应。这些反应都不受意志所控制，是光刺激视网膜，通过前面所讲的两种瞳孔反射路刺激管理瞳孔散大或收缩的肌肉，引起瞳孔的反应。故瞳孔反应发生异常的各种表现与反射路上何处受阻及受影响的轻重有关。根据这个原理，可以从瞳孔的变化初步判断眼疾的位置以及哪一侧眼睛发生疾病。

（5）**白瞳症**。即从外观看瞳孔区失去正常的黑色，而呈现白色、灰白色或灰色。可由多种眼内疾病引起，常伴有严重的视力障碍，不能注视目标或不能追随物体运动。对于儿童患者来说，会严重影响其视力发育。常见于严重的先天性白内障、视网膜母细胞瘤、眼内炎症性疾病、永存性原始玻璃体增生症、早产儿视网膜病变、渗出性视网膜炎等。

眼睛如何感知五彩缤纷

色觉是视觉三大功能（光觉、形觉、色觉）之一。人们生活在五彩缤纷的世界中，颜色起着非常重要的作用。眼对不同波长的光的感受产生色觉，如对可见光长波段 650 纳米得到红色觉，而短波段 450 纳米为蓝色觉，由此推测眼睛对不同波段光的感受与产生红、橙、黄、绿、青、蓝、紫等不同的色彩有关。那么，射入眼内的各种波长的光是怎样在人眼内及大脑引起生理变化过程的？这种生理变化过程又是怎样形成颜色视觉的？

关于颜色视觉的理论有很多，人们最重视的学说有 Young-Helmholtz 学说、Hering 学说和阶段学说。其中，Young-Helmholtz 学说又名三色学说，是基于三原色理论（科学家经过试验与理论计算证明：通过红、绿、蓝三种光线不同比例的混合可以获得任何一种颜色的光线，因此将红、绿、蓝这三种光称为原色，并将它们作为生成与描述光线颜色的基础）而提出的。该学说认为在我们眼睛的视网膜（相当于照相机的底片）上存在着三种感色锥体细胞，分别叫作感红锥体细胞、感蓝锥体细胞和感绿锥体细胞。顾名思义，它们分别主要感受红光、蓝光和绿光，并且其中一种光在刺激其主要感受锥体细胞外，还对其余两种感受锥体细胞产生刺激。例如，在红光刺激下，不仅感受红色的锥体细胞兴奋，感受绿和感受蓝的锥体细胞也相应地产生较弱的兴奋。而这三种刺激不等量地综合作用于大脑，便产生各种颜色感觉。如果三种感受锥体细胞受到同等刺激则产生白色，无刺激则产生黑色。Hering 学说又称四色学说。Hering 观察到颜色现象总是以白 - 黑、红-绿、黄-蓝这种成对的关系发生,因而假定视网膜上有白-黑、红-绿、黄-蓝三对视素(光化学物质)。当白光刺激时,可破坏白-黑视素,引起神经冲动,产生白色感觉;无光线刺激时,白-黑视素合成,引起神经冲动,产生黑色感觉。当红光刺激时,破坏红-绿视素,产生红色感觉;绿光引起合成作用,产生绿色感觉。黄光破坏黄-蓝视素,产生黄色感觉;蓝光引起合成作用,产生蓝色感觉。同样,我们感觉到的各种颜色则是这三种组合破坏或合成的结果。阶段学说将色觉的产生分成两个阶段:第一阶段为视网膜锥细胞阶段,即在这一水平,视网膜的三种锥体细胞选择吸收光线中不同波长的光辐射,分别产生相应的神经反应,同时每种感色锥体细胞又单独产生黑和白反应;第二阶段是信息传送阶段,即在颜色信息向大脑传递过程中,不同颜色信息再重新组合、加工,形成"四色应答密码",产生颜色。它将Young-Helmholtz学说和Hering学说巧妙地统一在一起。

色觉异常所看到的世界

当一个人的色觉感知有异常时,我们称之为色觉障碍,亦称色盲。色觉异常分为先天性色觉异常和后天性色觉异常。先天性色觉异常是一种X染色体连锁隐性遗传病,男性多于女性。出生时已具有,而且绝大多数是双侧性,但个别也可以单眼发病,或者两眼色觉异常的类型及程度不同。先天性色觉异常又分为一色性色觉(全色盲)、二色性色觉和异常三色性色觉。

全色盲即完全没有彩色,其所感觉到的世界只由黑与白组成,如同观看黑白电视一般，仅有明暗之分；而且所见红色发暗、蓝色光亮，此外常常还会有视力差、弱视、中心性暗点、摆动性眼球震颤等症状。

二色性色觉又分为三种，分别是红色盲、绿色盲和蓝色盲。红色盲主要是不能分辨红色，对红色与深绿色、蓝色与紫红色以及紫色不能分辨，常把绿色视为黄色、紫色看成蓝色，将绿色和蓝色相混为白色；绿色盲主要不能分辨淡绿色与深红色（容易将红太阳画成绿色太阳）、紫色与青蓝色、紫红色与灰色，把绿色视为灰色或暗黑色；蓝色盲主要对蓝黄色混淆不清，对红、绿色可辨，较少见。

异常三色性色觉分为红色弱、绿色弱、蓝色弱。其中，红绿色弱者可以区别各种主要颜色，但对颜色感受性低于正常人，在颜色比较明亮、饱和，视角较大，辨认时间较长时，能辨色；辨色主要困难为红绿色，对黄色则无困难。蓝色弱的特点是辨认蓝色有困难，但程度较蓝色盲轻。

先天性色觉异常与生俱来，在他们的一生中，"颜色"的含义始终与正常人不同。因为他们对颜色的认识完全来自别人教授的经验，他们对颜色的感觉与正常人有着本质的区别。他们可以根据物体的形态、位置、亮度等条件来粗略、低水平地区别各种他们眼中的"颜色"，所以有些先天性色觉异常者可以一辈子不发生大的色觉差错。

色觉异常的另一种为后天性色觉异常，是因为某些眼病、颅脑疾病、全身病变以及中毒所致。除了色觉异常，往往合并视力、视野以及其他功能障碍。因为是后天发生，他们原本是具有正常的感色功能的，故可以根据正常人的色觉进行推断。如果他们把红色看成黄色，则说明他们所感受到的"黄色"与正常人感觉到的黄色相同。常常由于伴随的其他功能障碍远比色觉重要，故后天性色觉异常没有先天性色觉异常那么令人重视。

 色盲的检查方法

色觉检查的目的是职业选择。色盲者不能从事驾驶、医学、美术、化学等职业。色盲患者无自觉症状，往往是体检时发现的。患者自认为能辨别颜色，但在色觉检查时却错认图案。

色觉检查方法大多属于主觉检查，包括假同色图、色相排列、色觉镜和彩色绒线挑选等试验。这些检查要求在较明亮的自然光线下进行，不宜在灯光下做色觉检查。被检者距检查图60~100厘米，说明检查要求后，每页应在5秒内完成。另外，客观电生理方法的色觉测定有视网膜电图、视觉诱发电位和视动性眼球震颤等方法。

 眼睛能看到多大的范围

大家应该都有过这样的经历，当我们将望远镜放在眼前时，会感觉所看到的范围小了很多，要从左边看到右边的话，必须转动头部。而不像用双眼观察时，只要转动眼球就可以。

我们并不能全部看见眼前的事物，有一定的范围，如果闭上一只眼睛，那么所看到的范围就更小，这就叫作视野。当两眼注视于一点，双眼同时能看见的范围叫双眼视野。双眼看时，中央部有一大片区域是两眼能够看见的，相当于视野是重叠的。一般人正常的视野范围是上方60°、下方75°、鼻侧60°、颞侧100°，但受眼眶形状、眼睑位置，特别是上睑位置、鼻梁高低、瞳孔大小及眼球在眼眶中的位置等影响。

影响正常视野的因素有如下几个方面。

（1）**屈光不正**。未矫正的屈光不正在视网膜上的成像模糊、亮度略暗，减少了光标刺激强度，可使视野呈向心性缩小。

（2）**瞳孔大小**。一般做视野检查时要求瞳孔大于2.5毫米。如果瞳孔过小，进入眼内的光量减少、视网膜照明减少，导致平均光敏感度下降或视野向心性缩小；如果瞳孔过大，影响视网膜成像，从而影响视野结果。

（3）**年龄**。随着年龄的增长，人视网膜节细胞神经纤维数目减少，人晶状体密度增加，导致视网膜平均敏感度下降，平均每增加10岁，视网膜平均敏感度下降0.58~1.0 dB。年龄对中心视野的影响较小，周边视野成向心性缩小。

（4）**面型**。受检者面部的形状、睑裂的大小、鼻梁的高低、眶缘的凹凸以及眼球在眶内的位置均可影响视野的大小和形状。

（5）**身心状态**。患者身体衰弱或体力及精神疲劳，或反应较慢，或服用镇静、安眠等药物，均可影响视野的检查结果。

（6）**检查时的背景照明**。即使其他条件均相同，在不同的背景照明下，由于视锥细胞和视杆细胞的敏感状态不同，视野检查结果也会有较大差别。

视野受损害时，呈缩小、缺损或暗点，如位置上的中心暗点、旁中心暗点、生理盲点扩大，形状上的圆形、弧形、环形、象限形或偏盲等暗点以及浓度上的绝对或相对暗点等。视野损害与病变部分的关系如下表所示：

视野缺损类型	病变
同侧偏盲	视交叉以上病变
双颞侧偏盲	视交叉病变
中心暗点，红＞蓝	球后视神经病变
中心暗点，蓝＞红	黄斑病变
同边楔形缺损	视盘病变
鼻侧扇形缺损	青光眼
生理盲点扩大	青光眼、视盘水肿等
环形暗点	视网膜病等
不规则缺损	视网膜病

不同对比度的视力

一般我们所指的视力是中心视力，实际上只反映了黄斑中心凹对高对比度的细小目标的空间分辨力。但是，在日常生活中，很多物体处于多种不同的对比度状态，而且人们还需要分辨粗大及低对比度的目标。因此，生活中常常有人自觉视力有所下降，但到医院测定其中心视力却仍是正常的。有些人在白天光线充足的情况下，视力非常好；但是到了晚上或者昏暗的环境中，就变得比近视患者的视力还要差。这就涉及我们现在所要讲的对比敏感度，即在一定对比度下对不同大小物体的分辨能力。它可以通过在不同背景亮度下、不同照明环境中检测到的视力来表示。在科学数值上，对比敏感度表示为视觉系统能觉察的对比度阈值的倒数，即对比敏感度=1/对比度阈值。对比度阈值低，则对比敏感度高、视觉好。对比敏感度检查已广泛应用于评价视觉系统的功能，不仅比常规视力检查更加全面地反映视功能特性，而且能更早地反映疾病所引起的形觉功能障碍，对视觉系统疾病的早期诊断及鉴别诊断具有重要作用。对比敏感度丧失情况主要分三类，即高频率部分丧失、所有频率部分丧失、低频率部分丧失。

早期白内障患者的眼对比敏感度在低对比度下降较大，主要原因是混浊的晶状体的广角散射引起低对比度视力下降。这可以解释为何患者视力正常但仍有视觉困难的主诉。年龄相关性黄斑变性者的眼对比敏感度在所有对比度均下降，表明神经系统在高、中、低对比度的各频率均受损。弱视也会出现眼对比敏感度下降。

眩光，用于描述对比度降低后引起的视觉不适现象。如在室外对着太阳光扔一个球，人眼将看不到这个球，因为过量的强光进入眼中"漂白"了视网膜，降低了我们所要注视场景的对比度。眩光的来源是多方面的，如太阳、灯光或水面的反光。眩光主要分为三种类型。

- **失能性眩光**：是由外眩光光源引起的视功能降低，常见的例子是光照在脏的挡风玻璃上而产生的视力丢失。
- **不适性眩光**：是在亮光情况下的不舒服感觉，与一直看固定的高亮度区域有关，如在很亮的阳光下或很亮的光源直接照射情况下看书。这种不适感觉可以通过视觉逃避而避免视力丢失，比如驾车时面对明亮的汽车前灯转过脸去。

- **光适应性眩光**：是人从暗室、隧道或其他暗处到明亮处时，视力下降的感觉。这是因为眩光源的余像产生中心暗点，当眩光源移开时还依然存在。这种眩光是由于光感受器的光适应，当患者有黄斑疾病时将会很明显。

第五章

眼睛——既能欺骗你，又能美化你

第五章 眼睛——既能欺骗你，又能美化你

原来眼睛会给我们错觉和幻觉，一些笔画、线条、油彩会让我们在特定的环境中产生光的投射感受……

艺术家正是利用了这一点，让我们享受艺术的美感。

从眼睛到大脑，视觉怎么产生

在我们探秘视觉如何"欺骗"我们之前，先简单了解一下视知觉形成的过程。视知觉形成过程可分为以下几个阶段：第一阶段，光线从物体表面反射进入人眼，经过眼球的光学系统到达人眼视网膜；第二阶段，光线被视网膜上的感光细胞吸收，通过视网膜上的细胞突触链接：感光细胞（视锥细胞和视杆细胞）—双极细胞—神经节细胞，将视觉信号经视神经传送给视觉中枢——大脑；第三阶段，视觉中枢通过传递、联系、综合等复杂的处理，最终在人的意识中产生视觉感知信息。视觉感知除了与生理结构相关，还与个人的经历经验、心理活动以及欣赏水平等主观能力密切相关。

参与视知觉的视网膜细胞

视网膜的光感受器有两种，分别为视锥细胞和视杆细胞。其中，视锥细胞有600万~700万个，密集分布在视网膜的黄斑中心凹（即视力最敏感的部位）。在黄斑中心凹处，只有视锥细胞而没有视杆细胞。视锥细胞的主要功能是明视觉，具有很高的分辨力和辨色力且有色觉。视杆细胞有 1.1 亿~1.3 亿个，主要分布在中心凹以外，以 20°视网膜处最密集，主要功能是暗视觉，对光极为敏感，没有色觉。在明亮的环境中，以视锥细胞活动为主，具有很高的分辨力和辨色力，视杆细胞受抑制而停止活动；在暗环境下，以视杆细胞活动为主，物体只有亮度的差别，不能分辨颜色。当环境中光强度发生改变时，就会出现视锥细胞和视杆细胞的活动切换。

你有没有这样的经历：从强光下突然走进暗室，顿时会觉得眼前一片漆黑，什么也看不到，但是慢慢地，仿佛又亮了起来，又能看到周围的东西了，这就是视杆细胞和视锥细胞在"作怪"。在亮处时，是视锥细胞在活动，而视杆细胞处于不工作状态；当突然转入黑暗的环境中，视锥细胞的活动转换为视杆细胞的活动，随着视杆细胞逐渐恢复对光的敏感性，慢慢能看到暗处的物体，这就是我们通常所说的暗适应。与此相反，从黑暗处突然来到强光下，视杆细胞的活动转换为视锥细胞的活动，最初会感到眼前一片眩光，看不清楚实物，但稍后就能恢复视觉，这个过程叫作明适应。明适应过程较短，一般在 1 分钟就可以完成。在日常生活中，我们要注意明、暗适应带来的视觉变化，以便更好、更安全地适应环境。

大脑如何参与如此神奇的视知觉

人类大脑的视皮层细胞由简单细胞、复杂细胞和有端点的简单或复杂细胞组成，这些细胞通过对各自上一级的刺激产生不同的兴奋。如从许多特定排列的外膝核细胞的刺激汇聚产生简单细

第五章　眼睛——既能欺骗你，又能美化你

胞的兴奋；再有位置排列略有不同的简单细胞的刺激输入汇聚至一个复杂细胞，产生复杂细胞的兴奋。通过这样连续的视皮层细胞兴奋的串行，最终产生视力、运动和颜色信息的处理，使视信息在中枢系统逐级处理，逐步抽取对生命活动有意义的信息。

从视网膜到视觉中枢至少存在着3条平行的信息处理通道：第一条用来处理运动、空间信息，如果损伤会导致运动感知的选择性缺损，使眼睛无法对准运动的目标；第二条用来处理形状的信息，也参与深度感知，如果损伤会严重影响物体的辨认；第三条用来处理与颜色相关的信息处理。这些通道所携带的颜色、运动、深度和形状的信息怎样形成综合感知呢？是由"注意"这个过程来完成。当人们把注意力集中在物体的某些特征时，往往会忽略其他次要的特性，甚至视而不见。见下图，有人选择性注意了面

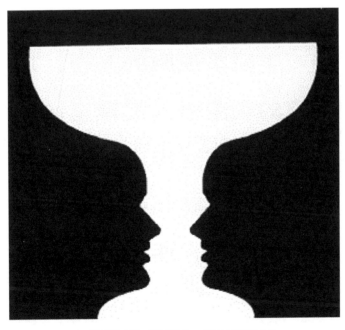

面对面的是两张侧脸，还是高脚杯？

对面的两张侧脸；也有人选择关注中间那只白色高脚杯，忽略左右两张脸的侧影。选择性注意是人们把握事物关键和本质的重要反应。

体验错觉——为什么黄昏时蓝花更鲜艳

日光下亮度相同的红花和蓝花，在黄昏时，蓝花会显得明亮、鲜艳很多，这是为什么呢？我们知道视网膜上存在视锥细胞和视杆细胞这两种光感受器。视锥细胞集中在视网膜中央部位，主要感受明视觉和颜色；视杆细胞集中在视网膜周边部，主司暗视觉。在明暗两种环境下，色觉正常者的视觉敏感点不同：在亮光下，视觉敏感峰值在光谱的黄绿色部分（波长555纳米）；在暗视下，视觉敏感峰值在光谱的蓝绿色部分（波长507纳米），尤其在红色部分（波长780纳米）的敏感度下降非常快。当光线亮度逐渐降低后，眼睛从明视状态转变为暗视状态，对光的敏感峰值由长波长段（红色）移至短波长段（蓝色），因而黄昏时的蓝花较红花看起来更鲜亮，这种现象称为Purkinje现象。

持续注视光源后会出现什么现象

当我们注视一个光源或较亮的物体稍长时间，然后闭上眼睛，或者将视线转向白色物体表面，我们会看到一个光斑，其形状和大小与该光源或物体相似，见下图。如果所注视的光源是红色，将视线转向白色物体表面时，将会看到一个形状和大小与红色光源相似的绿色光斑；如果注视白色光源（白炽灯）后，可能会出现一连串不同的颜色斑，很漂亮，这种现象叫视后像。

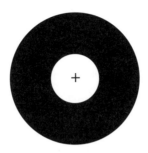

注视这个图形，然后将视线转向白色物体表面，你看到了什么？

在纸上画一圈淡淡的阴影，怎就变成了一轮皎洁的明月

研究视觉神经系统的科学家发现，当一个视觉感受器受到刺激时，由此产生的神经冲动将会对邻近部位细胞输入的信号产生抑制性影响。在明暗交界的区域，亮区侧的抑制作用大于暗区侧的抑制作用，从而产生暗区更暗、亮区更亮的现象，这个现象叫马赫带现象。什么是马赫带现象呢？在光线明暗变化的边界，在亮区可以看到一条更亮的光带，在暗区则可看到一条更暗的线条，从左到右条栅逐渐变亮。由于不同区域亮度的相互作用会产生明暗边界处的对比，使我们能更清楚地看到两个条栅之间的轮廓。

眼见不实

中国有句谚语叫"眼见为实"。其实，眼见不一定为实。下面，我们来看几个眼见不实的例子。见下图（a），尽管并没有正方形存在，但我们却会非常肯定地说出其中有一个正方形；图（b）也是一样，虽然并没有画出一个圆，但是直线的汇聚在中间仿佛形成了一个圆圈；再看图（c），你会觉得下面的线段要长一些，但是动手用尺子量一量，实际上上下线段的长度是一样的；图（d），仅从视觉感知看，你一定认为那些长线并不平行，而实际上它们都是相互平行的。还有很多类似这种错觉或幻觉的例子，尽管目前尚不能清楚解释其机理机制，但这种视觉感知的错觉或幻觉与视觉经验有着密切的关系。

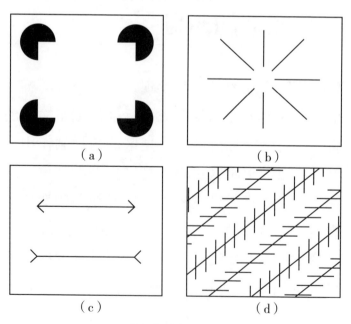

"眼见不实"图

同样的写法却变成了不同的字

视觉所感知的实物会受到人们以往经验的影响。如下图中间的图形，你会将它看成字母还是数字？显然，当我们看上一行时，很自然地将它看成了"B"；而看下一行时，又毫不犹豫地认定它为"13"。单纯从视觉刺激来说，它们是完全一样的，是我们已有的经验"指导"了视觉认知，让我们能够辨认或区别出它的不同。

↓
A I3 C
I2 I3 I4

你看是 B，还是 13

再如，当我们看到一幅藏在墙后面的部分椅子图时，我们所看到的部分椅子结构的刺激唤起以往的记忆痕迹，在大脑中呈现出椅子的视觉感知，从而推断出一张完整的椅子。这就是为什么漫画家勾勒几笔，我们便能知道这是所熟悉的某人；又如从远距离就能认出对面走来的那个人是我们熟悉的某人。这种认识源于人们对这个人所具有的最基本动作特征或身体特征的了解。视觉在感知获取物像时，像无形的手指伸向外界所观察的事物，触动它们、捕捉它们、扫描它们，寻找它们的边界、探究它们的质地、挖掘它们的特征。

有时候，语言的描述也会激起与眼前物体有联系的记忆痕迹。在这种联想下，对眼前物体的视感知就会有经验的参与，或许还会形成新的认知。当我们在无任何告知的情况下观察一幅图时，你或许会说这不过是一幅简单的黑白圆圈图。但如果在你观察时突然被告知画上是一头从窗户前面经过的长颈鹿，你是不是会觉得它的确太像长颈鹿了？因此，视觉是一种由语言描述也会激起参与的、主动的活动，而不是简单被动地接收复制。

静止的画面怎么看起来是动的呢

在视觉感知过程中，任何一条画在纸上的线条，抑或是用泥巴捏成的圆球，都像是抛入平静池塘中的石头，会打乱空间的平静，使空间动起来。当看下图时，我们不仅看到黑圆在方框中的位置，还看到它似乎有一种运动力，有向正方形中心运动的趋势。这种从整体中得出运动性，使视觉保持或达到结构上简化的趋势，是由眼睛感知到的，并不是理智判断出来的或是想象出来的。这种感知就像感知物体的大小、位置、亮度值一样，是视知觉活动不可缺少的内容之一。

第五章 眼睛——既能欺骗你，又能美化你

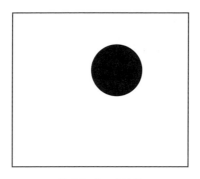

"动"与"静"

我们再来观察下图，孤立地看图（a）和图（b）中的那匹马，它们的姿态和外形是完全一样的。但是放在一张画面上整体看，会发现图（a）的马由于骑士坐在背上，仿佛向后倾；而图（b）的马由于前面一匹马的存在和吸引，有向前运动的趋势。将同样的物体放置在不同的整体环境中，会产生完全不一样的视觉动态效果，这种现象是形成格式塔心理学的基础。所谓格式塔心理学，就是把重点放在整体系统上，在这个系统中，各个部分是以一种能动的方式相互联系在一起的。也就是说，仅根据各分离的部分无法推断出这个整体。由此，科学家通过研究得出结论，这种

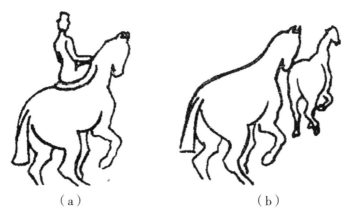

同样的物体在不同的整体环境中可以产生视觉动态效果

"运动力的感知"是由大脑视皮层中发生的某种生理性短路引起的,通过这种生理短路,能量从第一个刺激点移向第二个刺激点。换言之,在大脑视皮层中,局部刺激点与局部刺激点之间的相互作用是一种力的相互作用。

第六章

眼睛的美容

第六章　眼睛的美容

当一个人突然敲门进屋，屋里的人将目光转向他（她）时，人的眼睛处于一种扫描和审视状态。通过对人眼的注视扫描的跟踪研究发现，人眼的目光主要集中在对方双眼处，也就是说，看一个人主要看他（她）的眼睛。确实，眼睛美是第一印象美，眼睛美带动整体美。

"熊猫眼"是怎么形成的

黑眼圈，也称"熊猫眼"。黑眼圈让人看起来很疲倦，即使抹上厚厚的粉底，也无济于事，这给不少人带来挥之不去的困扰。为什么会有黑眼圈呢？黑眼圈的形成除了疲劳、睡眠不足等因素，还与遗传体质及眼睑的生理构造有关。

有一部分人的眼睛周围的皮肤色素颜色天生就比邻近部位深，外观上就会显现出暗灰色眼圈。还有一部分人因长期日晒、慢性皮炎或化妆品使用不当，造成眼睑皮肤下有黑色素沉积而引起黑眼圈。

眼睑皮肤是全身最薄的皮肤之一，皮下脂肪少、血管丰富，当眼睑浅表静脉出现血流缓慢或不畅，就会形成蓝黑色的眼晕。这种类型的黑眼圈多因熬夜、失眠、疲劳或过敏性鼻炎、鼻窦炎等导致眼睑血液循环变差、血流瘀积造成。部分女性在月经前、怀孕末期或更年期等内分泌变化较大的时期，眼睑部血液瘀滞，加重黑眼圈。另外，随着年龄增加，眼睑皮肤老化松弛、失去弹性，下垂的下眼皮合并皮肤的皱褶纹路会形成眼部阴影，加重黑眼圈。

其实，大部分的黑眼圈不需要特殊治疗，可通过护理保健加以改善。如何减轻或预防黑眼圈呢？首先，生活要有规律，多做有氧运动，改善血液循环。保持充足的睡眠非常重要，熬夜是美容的大敌。其次，保持良好的心态也非常重要，情绪不稳定、焦虑会加重黑眼圈。另外，适当的眼部按摩能够加速眼部血液循环，可以淡化黑眼圈；也可适度使用刺激性小的护眼化妆品，以补充眼部水分、增加眼周皮肤弹性。当然，黑眼圈的形成除了上述原因之外，也可由慢性消耗性疾病引起，应及时去医院诊治，积极治疗原发疾病。

什么是双眼皮成形术

双眼皮成形术一般分为切开手术法和埋线法。切开手术法一般采用上睑弧形切口，必要时去除部分臃肿的脂肪组织，术后切口疤痕逐渐淡化，形成一条与眼睑皮肤纹理相似的细线。切开手术法一般在术后5~7天可拆除缝线，术后3个月左右就可恢复得比较自然。埋线法则无须切开皮肤，通过埋藏缝线使皮肤与深层组织粘连形成双眼皮，一般1周左右消肿。无论采用哪种方法，术后都要注意保持伤口清洁，用无菌生理盐水或医用酒精擦拭伤口上的血痂或分泌物。另外还要注意的是，手术有一定风险，要根据自己的容貌特征理智而慎重地选择手术，术前和医生进行良好沟通。"美丽的眼睛会说话"，不盲目地追求美丽才是真正的"锦上添花"。

哪些人不适合做双眼皮手术

锦上添花的双眼皮成形术是不是适合每一个想拥有双眼皮的人呢？答案是否定的，并不是所有人都适合做双眼皮成形术。有些人做了双眼皮成形术后效果不佳，反而失去了原有的韵味。

圆眼睛的单眼皮本来就让人感觉眼睛不小，如果做了双眼皮很可能给人以"吊眼儿"的感觉。还有一些人眼球比较凸，俗称"金鱼眼"，如果做了双眼皮，会让人觉得眼球外突更加明显。还有一些特殊情况的人群也不适宜做手术，如急、慢性结膜炎或面神经瘫痪不能闭眼的人。

双眼皮术后，如双眼形态自然美观、看起来更有神，医生和患者都满意，可视为手术成功。

那么，有哪些因素会影响双眼皮术后的效果呢？一是文上去的眼线。文刺的眼线一般较宽，常常不规则或不对称，有时会误导医生，造成设计的不精确。建议单眼皮者先行双眼皮成形术，再文眼线，效果会更好。二是内眦赘皮。所谓内眦赘皮，就是覆盖内眼角垂直向的半月状皮肤皱褶，与种族有密切关系，常见于中亚、北亚、东亚等地区的蒙古人种，所以又称"蒙古褶"。随着年龄的增大和鼻部的发育，有部分人"蒙古褶"会减轻。单眼皮合并有内眦赘皮的人群行双眼皮成形术后，如果出现双眼皮成形于赘皮之下，会因赘皮的遮盖造成双眼皮皱褶的内侧不能显现，形成所谓的"半双眼皮"，不美观。遇到这种情况，可在行双眼皮成形术时对赘皮同时予以矫正，以取得更好效果。

眼袋是怎么形成的

通俗地说,眼袋是指下睑部组织呈袋状膨隆、垂挂。眼袋常见于中老年人,是身体老化的早期表现之一,但有时也可见于年轻人。眼袋的形成有以下几个方面的原因:①眼球位于眼眶内,四周有脂肪组织衬垫,起保护和缓冲的作用。随着年龄的增长,眶部皮肤、肌肉及其相关结构发生退行性变化,逐渐薄弱松弛,但眶隔脂肪并不随年龄缩小,因此会从"薄弱地带"(松弛的眶部皮肤)像囊袋一样突出。②先天遗传因素所致的眼轮匝肌肥厚,眼轮匝肌的轮状突起也会在外观上形成眼袋,多见于年轻人。此外,劳累、睡眠不足、全身性或慢性疾病均可导致或加速眼袋发生发展,在微笑时尤为明显。

眼袋让人看上去显得倦怠、衰老,出现眼袋后,除了找出病因对症处理外,还要保证充足睡眠、提高睡眠质量、睡前少喝水等,此外还要注意眼周保健。眼睛周围的皮肤较薄弱,化妆或卸妆的时候动作要轻柔,切忌用力拉扯皮肤;可选用适量紧致、滋润皮肤的化妆品来延缓皮肤衰老。除了保健护理,也可以通过手术方法(如眼袋整形或眼袋抽脂术)去除眼睑松弛多余的皮肤、肌肉和脂肪。如果选择手术去除眼袋,须慎重考虑并到正规医院进行诊疗。

眼皮耷拉的提示

常常会有人抱怨自己的眼皮很重、抬不起来，就像窗帘太重、拉不上去一样遮住了窗户（眼睛），这种现象在医学上称为上睑下垂。上睑下垂主要表现为上眼睑部分或完全不能抬起，上眼睑下缘遮盖角膜上缘过多，造成患眼的眼裂较正常眼小。部分患者因上睑下垂遮挡视线后，会过度收缩额肌而致额部皱纹增加。

临床上将上睑下垂分为先天性和后天性两种。先天性上睑下垂是患儿在出生时表现出来的眼裂小，睁眼时，眼睑不能有效提起；向下看时，眼睑不能追随眼球向下运动。该病多因提上睑肌发育不良造成，就类似拉起窗帘的拉杆出了问题，窗帘拉不上去。上睑下垂严重者会遮挡瞳仁，光线不能有效进入患儿的眼内，影响其视力正常发育。尤其在单眼发病时，患儿会选择用正常眼看外界，造成患眼弱视，因此须及时通过手术矫正上睑下垂，防治弱视发生。后天性上睑下垂原因较多，常见的有神经源性、退行性、肌源性、外伤性和其他全身疾病累及等。对于这些患者，首先要进行病因治疗；若对因治疗无效，在病情相对稳定时可选择手术治疗。矫正上睑下垂主要通过加强提上睑肌力量和利用额部肌肉动力两种方法实现。

可见，眼皮耷拉下来不是疲劳，而是一种病，需要及时治疗。

眼睛与化妆

眼睛是心灵的窗户。眼部化妆后,更加光彩动人,但在美化眼睛的同时,我们不能忽视其中关乎眼睛健康的小细节。首先,化妆品要挑选得当、妥善保存,避免使用过期化妆品。我们都知道化妆品对皮肤具有一定的刺激性,如果选择不当,会引起皮肤过敏、过敏性结膜炎,严重的还会出现中毒症状。其次,平时要注意自查眼部健康,注意化妆品和化妆工具的卫生,定期用酒精擦拭化妆品盒和化妆工具。化妆前,可先对着镜子看看自己颜面部有无疖肿、毛囊炎等,如果有,应暂停化妆。再者,要注意化妆顺序。如果佩戴角膜接触镜,上妆时应先戴上角膜接触镜,再开始化妆。眼线应画在睫毛根部的外缘,不可太靠近睑缘中心线,否则会堵住眼睑的腺体开口或损伤腺体,容易引发炎症。

同化妆一样,卸妆也非常重要。晚上睡觉前如果不卸妆,不仅会影响皮肤的正常呼吸,还会因为睡时或早晨起床时揉眼不慎将化妆品揉入眼内。卸妆时,应先洗净双手,取下假睫毛,再摘掉角膜接触镜,用干净棉签蘸取卸妆液去除眼影和眼线。卸妆后,用温水或低碱肥皂洗脸,尤其是眼周围皮肤要清洗干净。清洗后,局部再涂保湿乳液或润肤品。在化妆或卸妆过程中,应尽量避免将化妆品弄到眼睛里,如果不慎进入,应将眼睛闭上,让泪水与异物一起流出;如果无法流出,可滴人工泪液,万不可用手指抠挖。如果是较刺激的物品(如染发剂等)进入眼内,要用干净的冷开水或人工泪液冲洗眼睛。冲洗时将上、下眼皮撑开,边洗边转动眼球,持续10~30分钟,再到附近医院做进一步检查。

彩色隐形眼镜

软性角膜接触镜的功能已不再局限于矫正视力，市场上出现的彩色软性角膜接触镜（如美瞳片）以其独有的魅力受到很多年轻人的青睐，成为当下时髦的日常佩戴美容新品。

什么是彩色软性角膜接触镜呢？彩色角膜接触镜设计的目的就是要改变眼睛（虹膜）的颜色，彩色区为同心圆形，通常有蓝色、绿色、灰色及褐色等，外表上仿制虹膜纹理，其彩色区域完全或部分阻挡了光线的进入，镜片中央3~4毫米的瞳孔区仍为透明区。因而，彩色角膜接触镜除了具有矫正视力的功能，在时尚美容和医疗方面也有用途，美容作用主要在于增大、增黑和改变眼睛颜色等方面。大部分彩色角膜接触镜（此时多用黑色或较深颜色）的颜色层会做得比眼珠（不包括眼白部分）稍大，让眼睛看起来神采奕奕。

彩色角膜接触镜在临床医疗上的应用也不可小觑。有些顽固性角膜疾病和眼外伤患者（尤其是化学性眼外伤）虽然经过治疗，最后可能还是会留下角膜白斑，视力也不佳。对于这样的患者，尽管视力无法挽回，但改善其外观也能减轻患者的心理压力。对于一些先天性、外伤性虹膜缺损的患者，彩色角膜接触镜可发挥人工瞳孔的作用，减少进入眼内的光线，从而减少刺激症状。另外，佩戴红色角膜接触镜虽然实质上并不能提高辨色能力，但能改变色盲眼对红绿颜色明暗度的区分，也在一定程度上方便了患者的日常生活。

虽然彩色软性角膜接触镜受到越来越多人的青睐，但是眼镜的验配属于医疗行为，应到正规医院由专业人员实施，购买时要尽量选择质量有保障的彩色角膜接触镜产品。但即使是合格的镜片，也不应长时间佩戴，要定期更换，还要定期到眼科医生或验光师处检查眼睛。在佩戴过程中，如果出现眼睛发红干涩、疼痛怕光、视力下降等，要及时到医院检查。

义眼——抚平心灵的创伤

眼睛对于我们的重要作用不言而喻，但因为疾病原因，有些人需要做眼球摘除手术，这实属无奈而又残酷之举。眼球摘除后，除了视力缺失外，因眼窝失去支撑会凹陷，严重影响美观，加重患者的心理创伤。此时，为患者安装义眼（假眼）能改善容貌上的缺陷，让心灵的创伤得到一些填补。

安装义眼一般分两步进行。第一步是为患者安装一个义眼台。义眼台的结构与人体的骨骼相似，植入后与人体组织的相容性也较好，较少出现排斥反应。第二步是根据患者的恢复情况，一般术后2~3周就可以放置义眼片了。专业的眼科医院会根据患者眼窝的大小、对侧健眼的外观定制合适的义眼。最好选择表面光滑的义眼，如果表面粗糙，会刺激睑结膜，容易产生炎症反应。使用义眼时要注意卫生：佩戴或取出义眼前，一定要洗净双手。在戴入义眼前，最好用生理盐水将义眼表面冲洗干净并润湿其表面。取下义眼后，要向眼窝内滴入广谱抗生素滴眼液。对取出的义眼也要清洁，如有分泌物黏附，须用生理盐水或抗生素滴眼液润湿的棉签将分泌物除去。义眼不能用酒精溶液浸泡，否则会使义眼表面粗糙，戴入后引起不适。如果不慎将义眼摔破或表面出现裂纹，要及时更换。装上义眼后，要定期到医院复诊，检查眼窝是否变深、下眼睑是否松弛、是否需要更换义眼或做眼窝整形术。如果佩戴义眼后分泌物明显增多，可能已经出现结膜炎，应暂停戴用并及时到医院诊治。

第七章

眼睛与岁月

第七章 眼睛与岁月

眼睛,是我们降生到这个世界上最先成熟的器官;最早表述我们从成熟步入衰老的也是眼睛。眼睛就像一棵大树的年轮,一年又一年述说着岁月的变化……

老花——岁月的第一个转折点

岁月悄无声息地让我们的头发开始发灰发白,眼角逐渐有了皱纹。在众多的器官和组织中,人眼的晶状体是最早出现衰老征象的组织。人眼的晶状体逐渐硬化、弹性减弱,加上睫状肌的收缩功能逐渐减弱,看远时尚可看清,但在看近物时由于晶状体不易变凸、调节力下降而无法看清物体,这就是老花,也就是医学上所说的老视。老花初期,把书本放远一点或头后仰还可看清,但时间久了就会出现眼胀、流泪、头痛等视疲劳症状。

老花出现年龄的早晚因眼而异,通常正视眼(即原先既无远视也无近视的眼睛)一般从45岁开始老花,随着年龄的增长,老花的程度也将逐渐加重;到了60岁以上,调节力将基本消失,将书本放得再远也看不清楚了。晶状体具有调节力,人眼通过调节所能看清楚的最近的那一点称为近点距离。一般来说,我们在阅读时,书籍和报纸放在眼前33~40厘米(阅读距离)处。到了45岁左右,由于人眼晶状体的硬化、弹性减弱和睫状肌的收缩功能减弱所致的调节力下降,即使付出所有调节,其近点距离也在阅读距离之外,所以就出现了老花。此时,我们那用来看大千世界的双眼在不经意间就以最直白的方式告诉我们已经到了中年了。

老花不矫正,就像雪天不穿棉袄

"我怕戴上老花镜后,从此摘不了,会越来越重,熬一熬,是否发展会慢一点呢?"这是中老年朋友常常问的一个问题。其实,老花是一种随着年龄增加而调节力下降的生理现象,是岁月留下的深刻烙印。无论戴镜与否,老花程度都存在并且都会逐渐加深到一定程度。就像下雪了,硬撑着不穿棉袄会很痛苦。所以老花镜的度数与年龄相关,与是否戴镜无关。为了能够看清近处物体,需要戴一副合适的老花镜,用当今最流行的话语,就是"个体化配适"。除了根据眼的剩余调节力的大小,一般还要结合用眼习惯和工作性质来确定镜片度数的深浅。如办公室一族的工作距离一般比阅读距离(33厘米)近,所配的老花镜度数应该稍微高一点;而对于户外作业的人群,其工作距离一般比阅读距离(33厘米)远,所配的老花镜度数应该稍微低一点。另外,很多人担心一戴上老花镜就暴露了自己的年龄、逐渐向老年队伍靠近,其实不必太过介怀,而且近年来有一种渐进多焦点镜片可用于老花的矫正,佩戴这种眼镜,由看远处至看近处只需用一副眼镜即可看清。

近视可以抵消老花吗

在生活中,有些人已经50多岁了,但平时读书看报都不用戴老花镜。同龄人就很纳闷,为什么自己早早就戴上了老花镜,而他们却一直免疫于岁月呢?原来他们是近视患者。我们知道正视眼（正视眼，通俗地理解即指视力正常、屈光正常）者看近处物体，需要使用晶状体的调节力将光线清晰聚焦于视网膜，随着年龄的增长，调节力下降导致视近困难，出现老花。但对于未经矫正的近视患者，他看近处物体时不需要付出正视眼那么多的调节，甚至不需要调节，所以即使此人调节力下降，可能并不影响看近处物体。这样近视就掩盖了一部分或全部老花度数，出现老花症状年龄"延后"的现象，而并非抵消了老花。事实上，这部分人的晶状体调节力已经跟同龄人一样下降，只是牺牲了看远清楚的能力后，使得看近清楚。但如果他们还想看更近处的物体，或是矫正了近视以后，就又会因为调节不足出现看近困难。当然，这还要取决于近视度数的高低和阅读的习惯距离。高度近视者若不戴镜，正常的阅读距离仍然是看不清楚的；而低度近视者如果阅读距离比较近，也同样会出现老花现象。

眼干——职场白领的常见病

近来，来眼科医院就诊的职场女白领越来越多，她们通常抱怨眼部一些不适症状，如眼睛干涩、刺痛、流泪或异物感。张女士就是其中一位，她硕士毕业后就职于一家广告设计公司已有十个年头，工作很忙碌，即使来医院就诊，也短信、电话不断。上班的时候，时刻对着计算机，回家后还是对着计算机。医生做了一系列检查，告诉她得了干眼。像张女士这样的中青年白领一族经常接触手机、计算机，眼睛长时间注视荧屏，眨眼频率降低，加之办公环境常常装有空调，加快了泪液蒸发，从而导致眼部干涩。而且在这样的人群中，很大一部分人常佩戴角膜接触镜，更加干扰正常泪液的分布和循环，加重了眼部不适症状。

正常的眼球表面覆盖有一层泪液，使人眼这个光学镜头表面保持光滑平整，从而保证成像质量。泪液由人眼的泪腺、副泪腺和眼睛表面的一些细胞分泌，有多种因素会影响泪液的正常分泌和质量，如干燥的空调环境、高蛋白高脂肪饮食、高强度视频前的阅读工作，可以说是"文明"和"富裕"的疾病。另外，接近中年的女性体内性激素的变化会明显影响泪液分泌，因此，干眼与资深白领女性挂上了钩。

干眼初期可以通过调整工作习惯和环境来改善，如注意空调环境下的湿度、适当减少长时间阅读、工作间隙有意识地增加眨眼次数、多饮水、减少角膜接触镜的佩戴时间等。同时，在饮食上最好多吃一些富含维生素的食物和海鱼，减少高脂肪高糖饮食。若干眼症状明显，可在医师指导下进行局部热敷、滴用人工泪液等来改善不适症状。

戴了"戒指"的角膜——角膜老年环

老王来医院看病，忧心忡忡地说，"我的瞳仁怎么戴上了'戒指'，怎么回事啊？"其实类似于老王这种情况的人不少。很多50多岁的中老年人会发现自己的黑眼珠（角膜）靠近白眼珠（巩膜）的边缘部分出现一圈灰白色或白色的环，但不痛不痒，视力一般也无影响。医学上称之为角膜老年环，认为是血液中的脂类物质沉积于角膜所致。因为角膜本身没有血管，其营养来自角膜缘的血管网和眼内的房水,当血液和房水中的胆固醇、甘油三酯等脂类物质含量过高时,就会在角膜组织内沉积,在角膜边缘形成灰白色的环。这种环宽1~2毫米,可随着年龄的增长而增宽,颜色变深。一般认为角膜老年环是普通的老年生理衰退性改变,不需要治疗,但有时也可能是高脂血症和动脉粥样硬化的表现,因此,中老年朋友平时不妨用镜子照照,检查一下自己的眼睛,若发现在黑眼球边缘出现角膜老年环,可尽早请医生检查是否有其他的全身疾病存在。

"返老还童"——老年性白内障的信号

岁月不饶人。有时,我们会看到一个60多岁的人平时读报都要戴老花眼镜,可是最近几天戴上老花镜反而看不清楚了,拿掉眼镜才能看清报纸上的字。难道返老还童啦?但是不久后的体检却被医生告知:你的晶状体已经开始混浊了,得了老年性白内障。

老年性白内障如同老花眼的出现一样,是一种老化现象。前面说过,晶状体就像照相机的镜头一样具有调节力,它的上皮就像一个"泵",能把晶状体里面多余的水分排出,保持其正常形态和功能。但是随着年龄的增加,上皮"泵"的功能渐渐失常,晶状体慢慢变硬、变混浊,就像鸡蛋煮熟后失去了透明性,变得又白又硬。由于上皮"泵"功能的失常,多余的水分积聚于晶状体内,使其膨胀、变凸,聚焦的能力也增强了,所以此时拿掉老花镜反而看得清报纸了。"返老还童"只是白内障发展的一个信号。

过不了多久，晶状体内的水分又可被排出，同时混浊程度加深，看东西会更加模糊不清。这种突然的暂时性的视力改变并不是什么好事，还是应该到医院详细检查。

眼前的蚊子——飞蚊症

"我经常看到有蚊子一样的黑影在眼前飞舞，有时一闪而过，有时聚而不散，老在眼前飘来飘去，打来打去都打不到。当我看蓝色天空、白色墙壁时就更明显。这是怎么回事呢？"

这种现象在医学上被称为"飞蚊症"，是由于玻璃体（眼球中一种透明的像胶水状的物质，填充在眼球内晶状体之后、视网膜之前的腔隙中）出了问题，多发生于40岁以上的中老年人或高度近视眼患者。飞蚊症有两种：一种是生理性的，另一种是病理性的。生理性的一般是由于玻璃体中的细胞或视网膜血管内细胞通过光线投射到视网膜造成，就好像一盆透明的清水中有几点杂质在飘动一样。此时眼前飘动的黑影数通常是相对稳定的，一般不增多或增加很慢，眼科检查显示没有眼底病变。对于这些生理性的飞蚊症，可逐渐适应，对它们可以"视而不见"，无须过分担心。

病理情况下的玻璃体可变成水样的液体，称为玻璃体液化。在玻璃体液化的基础上，常发生玻璃体与视网膜内表面分离的现象，即玻璃体后脱离。玻璃体液化和玻璃体后脱离以及其他原因引起的出血、炎症均可导致飞蚊症。如果仅仅有玻璃体液化和玻璃体后脱离，一般无须特殊处理。但是此时要提高警惕，如果眼前的"飞蚊"增多或眼前黑幕遮挡，视力有所下降，就要及时就医。所以对于飞蚊症万不可大意，充分散瞳后检查眼底很有必要。

年龄相关性黄斑变性

有些老年朋友说，看书读报时会在所见范围的中央出现一个固定的黑影，眼球转到哪儿，黑影就跟到哪儿，越想看清楚东西就越看不清楚，但黑影周围的东西还是能看见，这是怎么回事呢？这种情况常见于年龄相关性黄斑变性或称老年性黄斑变性，是中老年人致盲的主要眼病之一。

什么是黄斑？眼球壁内表面的视网膜类似于照相机里的底片（胶卷），视网膜的中心位置称为黄斑，是视觉最敏锐的部位。如果这个地方出现病变，就会影响中心视力，出现视物变形，在视野的中央出现一个固定的黑影，即"中心暗点"。年龄相关性黄斑变性是一种随着人的衰老而发生的退化现象，其发病率随年龄增加而增加，但是病因目前还不明确，有报道其与长期吸烟有关。此病通常发病缓慢、无痛，多数人常在视力减退、眼镜矫正也看不清时才意识到问题的严重性。年龄相关性黄斑变性的患者虽然可用余光瞥见这个绚丽多姿的世界，但是他们的中心视力却严重受损，主要是由于黄斑部出现很多不健康的血管，这些血管容易反复出血，久而久之形成瘢痕，这时的黄斑"一片狼藉"、功能丧失。因此，老年人应定期去医院检查眼睛，一旦患上此病，在尽早治疗的同时也要随时监测病情变化。患者可以在家里用 Amsler 方格表监测中心视野的变化，判断是否所有线条都是直的、有无弯曲及点状或部分方格丢失。若有视物变形，提示有视网膜下新生血管渗漏引起的急性病变，由于这些异常血管可以用激光治疗，所以自我监测非常重要。

什么是青光眼

青光眼是目前国内外的主要致盲眼病之一。青光眼是由于眼球内部压力（眼压）升高超过了眼睛所能耐受的最高限度，造成了眼球内各部分和视功能的损害的一种眼病。眼球中的内容物，如晶状体、玻璃体、眼内血流量和房水等，对眼球壁保持着一定的压力，使眼球既不变形又能保持正常功能。前三者的变化相对不大，房水循环的动态平衡直接影响眼压的稳定性。房水循环途径中的任何一个环节发生障碍，都会影响房水生成和排泄的平衡，表现为眼压的变化。就像往篮球里打气，里面气越多，压力越高，篮球也就越硬，眼压升高也是同样的道理。人眼的视网膜（类似于照相机的底片）上有很多感光细胞和神经纤维，外界光线正是被这些细胞捕捉，然后由大脑处理，我们才感知到。神经纤维就像一根根电线汇聚成一根大的电缆（视神经），将"底片"上的信息传到大脑。而当眼压升高超过了眼睛所能承受的限度后，就会压迫其薄弱点——眼底的视神经，使其萎缩。

青光眼大致可分为原发性、继发性和发育性三大类。根据发病时症状的不同，青光眼又可分为急性和慢性两类。急性青光眼发作时，症状严重，视力骤降或仅有光感。手指压迫眼球硬如石块，眼睛明显充血、剧烈胀痛，看电灯泡时周围常有彩色光晕。而慢性青光眼的症状较为隐匿，可能仅出现轻度头痛，眼睛胀痛，看东西容易疲劳，不知不觉中视力丧失。那么，如何防范青光眼的发生、发展呢？

45岁以后，年年体检，防范青光眼

年龄在很多疾病的发生发展进程中是一个重要的影响因素，在青光眼形成过程中也是如此。一般来说，45岁以后人眼的晶状体核会逐渐硬化、变大、向前凸，前房会变浅；房角处的滤帘（房水流出的小孔）会随着年龄的增长逐渐硬化，孔隙变小甚至闭塞。上述两个原因会造成房水流出通道的阻塞而导致眼压升高。如上所述，当眼压升高超过了眼睛所能承受的限度后，就会对视神经造成损害。另外，随着年龄的增长，视神经本身也在不断地减少，而且中老年人由于身体机能的下降，眼压的波动受外界变化的影响较大，40~50岁以后青光眼的发病率会增高。青光眼急性发作容易被患者自己或家人注意到，而非急性发作或非典型的发作则不易被及时察觉，因此，青光眼作为人类致盲的"隐形杀手"，要早发现、早治疗。如果出现经常性眼球胀痛，看灯或其他光源时可见其周围有彩虹样的光环，或视物时觉得眼前被一层雾遮挡，更换老花镜仍觉不适时，要警惕青光眼的发生。45岁开始，最好每年接受一次眼部检查，以期对眼疾早发现、早治疗，保护眼睛、保护视力。

头痛或恶心、呕吐也可能是由青光眼造成

50岁的陈阿姨近日出现了头痛,而且经常是傍晚时分出现,休息一下第二天又缓解了。近一两周,陈阿姨发现看东西也没有以前清楚,便去医院检查,医生告诉她得了急性闭角型青光眼,并且还说"若不及时治疗,很可能会失明"。原来,急性闭角型青光眼的表现除了眼压升高出现的视力损害外,还有一个症状便是牵涉性头痛。在急性闭角型青光眼的先兆期,可出现患眼同侧的额部疼痛,多发生在傍晚时分,症状短暂,经休息后可自行缓解或消失。由于症状轻微,患者大多不在意,从而延误了治疗。到了急性发作期,可出现剧烈头痛、眼痛、恶心、呕吐及视力极度下降等症状。由于头痛或恶心、呕吐等表现往往成为患者主要描述的症状,医生也没有追根究底地问清病史,部分青光眼患者往往被误诊为重感冒或急性胃肠炎。被诊断为急性胃肠炎的患者有时候会被给予阿托品解除胃肠痉挛处理,但由于阿托品有扩瞳作用,使得青光眼症状加剧,这是非常危险的。因此,出现上述不适时,可以让家人看看患者的眼白是否变得紫红(充血)、瞳孔是否散大、眼球是不是变得很硬,如果有这些症状,就应该考虑急性闭角型青光眼,从而在求诊过程中得到正确的处理。

青光眼患者为什么不能在暗处久留

人的瞳孔是虹膜中间的一个小圆孔,由虹膜围成,会随光线强弱而改变大小。光线强,瞳孔自然缩小;光线暗,瞳孔自然扩

大，作用类似于照相机里的光圈一样，让足够的光线进入相机使底片曝光，但又不让过强的光线损坏底片。人处于暗环境时，要维持良好的视力，就要开大瞳孔，使充足的光线进入眼内。但是这种情况对于青光眼患者尤其是闭角型青光眼患者来说是十分危险的。前面提到，房水的正常循环是维持正常眼内压的必要因素，而房角（黑眼珠及白眼球之间的眼内夹角处）是房水排出的主要途径，可见房角结构相当于排水管的阀门，在房水引流中起着举足轻重的作用。闭角型青光眼患者的房角结构较正常人浅而窄，当处在黑暗环境时，瞳孔开大，虹膜组织堆积到房角处，将本来就很窄的房角堵塞，部分关闭或全部关闭了"阀门"，房水不能流出，导致眼压升高。所以，青光眼患者应尽量避免看电影或在暗室工作，晚上在家看电视时，室内灯光也要比正常人看电视时亮一些。若出现不适，应立即到附近医院诊治，不可疏忽大意。

第八章

眼睛警示疾患

第八章　眼睛警示疾患

全球范围内每年因糖尿病而失明的有 3 万余人，在高血压等心血管疾病患者中约 70% 患有眼病，大约 80% 的颅脑肿瘤和外伤患者会累及眼睛，因艾滋病并发眼睛感染占艾滋病患者的 40%~92.3%。

眼睛，也因此成为这些疾病诊治的警示。

 糖尿病

为什么糖尿病会影响眼睛的健康

血糖是指血液中的糖分含量。糖尿病是以血糖升高为标志的内分泌－代谢紊乱性疾病。血液中糖浓度过高会对血管产生毒害作用。血管遍布人体各个脏器，眼睛作为我们主要接收外界信息的器官，其分布的血管更是丰富，长期高血糖对眼睛健康影响很大。糖尿病是主要的致盲疾病之一。

糖尿病对眼睛有什么影响

在糖尿病的诸多并发症中，心血管疾病的发病率最高，占 45%~53%；其次是眼病，占 20%~34%，主要有糖尿病性视网膜病变、白内障、神经改变、虹膜睫状体炎、虹膜红变、新生血管性青光眼、屈光改变等。

（1）**糖尿病性视网膜病变**。糖尿病性视网膜病变是糖尿病并发症中最常见的一类,医生常将其简称为"糖网",它是糖尿病致盲的重要原因。早期糖网患者的眼底血管周围会长出少量的血管瘤,这些瘤并不是肿瘤,而是血管代谢异常导致血管畸形扩张而出现的深红色斑点,血管进一步受损后会出现小点状、片状的出血。一段时间后,这些出血被吸收,可见黄色的残留物(硬性渗出)。如眼底血管持续损坏,眼底供血会出现障碍,视网膜得不到足够的养料供给,"聪明"的眼睛就会长出新的血管来补充。眼底新生血管的出现是糖网恶化的标志之一。这些新生血管非但没有起到补充血供的作用,反而更容易渗漏,导致眼底出血更多。随着这些血被慢慢吸收,还容易增生形成膜,牵拉视网膜,稍有不慎,视网膜就被拉了下来,临床上称之为牵拉性视网膜脱离,脱离的视网膜就失去了功能。

糖网还会引起糖尿病性黄斑病变,如黄斑水肿。黄斑是视力最敏锐的部位,受损后会严重影响视力。糖尿病性黄斑水肿是糖尿病引起视力损害的主要原因。糖尿病性黄斑水肿患者视力常显著下降,有黑影遮挡感及视物变形等表现。

糖尿病性视网膜病变分期表

分型	分期	眼底检查所见
单纯性	I	有微动脉瘤或小出血点
单纯性	II	出现黄白色硬性渗出及出血斑
单纯性	III	出现白色和软性渗出出血斑
增生性	IV	眼底有新生血管或有玻璃体积血
增生性	V	眼底有新生血管和纤维增生
增生性	VI	眼底有新生血管和纤维增生,并发牵拉性视网膜脱离

早期糖网患者一般没有明显的眼部症状，随着病情进展，患者会感觉视力下降、眼前有闪光感、视物变形及眼前黑影飘动或遮挡等，能看见的范围变小，伴有眼部胀痛。由于疾病多是无痛性进展，常被忽视，等发现时可能已发展至晚期，因此糖尿病患者应常规进行眼底检查。

（2）**糖尿病性白内障**。高血糖会使眼内的液体成分发生改变，晶状体容易混浊。晶状体混浊了，视物就模糊了。

（3）**屈光不正**。由于血糖升高，眼内液体成分发生改变的同时，晶状体内的水分也会丢失，使晶体变得更凸。患者可能会觉得近视加重，老视患者可能会突然觉得看近的东西清楚了，不需要再戴老花镜，而血糖降低至正常后，晶状体又恢复成原来的状态，老年人阅读时又需要戴老花镜了。这种短期内视力的迅速变化是糖尿病引起眼睛病变的一个特征。

（4）**虹膜红变和新生血管性青光眼**。严重的糖尿病性视网膜病变会使视网膜缺血缺氧，眼睛产生大量促进血管生长的物质，不仅眼底增长新生血管，还会累及虹膜。长有新生血管的虹膜带有血管的红色，故称为虹膜红变。虹膜红变后，房角也会受到新生血管的侵扰。房角是眼内液体流出的主要通道，受累后眼内液体排出受阻、眼压升高，进而引发青光眼。

虹膜红变无特殊症状，但却是糖尿病严重危害眼睛的标志之一。发生青光眼时，眼压升高会加重视网膜的损害，同时眼睛会感觉到疼痛、视物模糊、虹视（看东西有彩色的条纹）等，不及时治疗会致盲。

（5）**其他**。如糖尿病患者易发生感染，可致上睑缘炎、睑腺炎等眼睑部感染反复、久治不愈；结膜可见动脉瘤，有时甚至发生结膜下出血；角膜后弹力层可发生混浊及角膜后色素沉着。

糖网患者的眼睛为什么要做这么多检查

糖尿病对眼底的损害较为常见而且严重，全面评估糖尿病患者眼底非常必要。每个检查都不是万能的，需要从多层面检查评估。

（1）散瞳眼底检查。由于瞳孔的遮挡，医生查看眼底的范围有限，早期视网膜病变容易漏诊，因此在检查眼底前需要用散瞳药将瞳孔散大。瞳孔散开后，患者会怕光，看近的东西也不清楚，因此散瞳检查时最好有家人陪同。散瞳对人眼的影响很小，医生也会严格选择适应证。眼底检查主要看玻璃体、视网膜的情况，观察血管瘤以及出血的大小和范围、有无新生血管等。

（2）眼底照相。虽然医生根据眼底检查能大致评估眼底的情况，但是眼底照相还是必要的。用照片记录眼底病变比文字更为详细，便于治疗前后的对照。患者进行眼底复查时，最好带上以往的眼底照片，同时要保存好这些资料，每次检查拍照都是为下次复查做准备的。

（3）眼底光学相干断层扫描（OCT）。常规眼底检查是在一个平面上进行观察，不能看到视网膜具体的层次信息，不能直观看到病变累及的视网膜层次，如黄斑水肿较轻时，从眼底看不到明显改变。OCT则能无创、客观地将视网膜"切开"查看，对于糖尿病性黄斑病变的患者有较大意义，不仅能定位病变，还能看到累及的视网膜层次、大小等。根据病变累及的视网膜层次，医生能评估疾病的严重程度。

（4）**眼底荧光血管造影**。有时，医生很难判断眼底血管是否有渗漏、是否有新生血管增生。荧光造影通过打入造影剂，能直观地看到视网膜血管的情况，发现微血管瘤、出血、漏血的位置以及没有血液灌注的区域及新生血管等。医生通过血管造影能较好地评估视网膜血管情况，从而指导治疗。眼底荧光血管造影是糖网严重程度分期和激光治疗的重要依据。

荧光造影前，患者需保持良好的身体状态，控制血压、血糖，否则会增加荧光造影对身体的危害。一次造影需要15分钟左右，但前期的准备工作会比较耗时。如在造影过程中有任何不适，应立即告之医生。造影后24小时内，排出的尿液会呈黄绿色，这是荧光素通过尿液排出的正常现象。

（5）**其他**。如果有明显的晶状体混浊，看不清眼底，须行眼部B超检查，以了解玻璃体、视网膜的情况。

如何治疗糖尿病引起的眼睛问题

治疗糖尿病引起的眼睛问题，首先要控制好血糖，只有在血糖稳定的情况下，眼疾才不会继续加重，治疗才有效果。所以糖尿病患者应先到内科检查治疗，定期随访。

对于糖尿病性白内障，若严重影响视力，需要行手术治疗，取出混浊的晶状体，植入人工的替代晶状体。虹膜红变、新生血管性青光眼的治疗类同于糖网的治疗。

糖网的治疗比较复杂，早期糖网患者无须特殊治疗，主要通过控制血糖、血压来延缓疾病恶化，改善毛细血管的药物有一定效果。当糖网出现增殖期的迹象时，须行激光治疗。对于糖尿病患者伴有黄斑病变，光动力联合血管生长因子抑制剂有较好的治疗效果。

（1）**激光治疗包括黄斑病变光凝和全视网膜光凝疗法**。如病变离黄斑很近，一般不行激光光凝，激光治疗可能会引起视力明显下降。全视网膜光凝利用激光将周边的无明显功能的视网膜破坏掉，只留下中心的关键区域，以降低视网膜的养分需求，保证关键区域获得足够的养分。视网膜的关键区域（包括黄斑、视盘等的后极部）对视力影响大，通过激光治疗能抑制新生血管形成，使增生性视网膜病变消退或停止，从而防止出血及视网膜脱离的发生，保证视网膜中心关键区域的稳定。相比荧光造影，激光能封闭渗漏等病变的血管，从而减少出血渗出。

治疗时间取决于病变范围及严重程度，一般一次大约半小时。由于病变范围较大，患者、医生不能承受长时间的操作，故糖网的视网膜光凝常需要多次，每次治疗一部分。激光治疗后的短期时间内，患者应避免剧烈活动，以免诱发视网膜脱离。患者应理解激光治疗并不能直接提高视力，而且治疗后，由于激光的破坏作用，眼睛所能看到的范围可能会比原来小。但如果不行激光治疗，视力可能会继续下降甚至致盲。

（2）**光动力治疗**。如果病变距离黄斑较近，不适合通过激光治疗，目前认为光动力治疗黄斑病变效果较好。光动力疗法是通过光照射后，光敏物质被激活并局部作用于病变部位的血管，从而达到特异性治疗光照区域的目的，不影响其他范围。治疗前后，人体需要严格避光，否则身体里的光敏物质遇光也会被激活，破坏其他部位。在光动力治疗过程中，患者需要严格遵循医嘱。

（3）**眼内药物治疗**。血管生长因子抑制剂（如Avastin、Lucentis

等）可特异抑制视网膜因缺氧产生的促血管生长物质，从而抑制新生血管的形成。血管增生被抑制，很多并发症可得到控制。血管生长抑制剂需要通过注射器注入眼内，常需要多次治疗。糖网患者若同时伴发炎、视网膜水肿等体征，治疗时还需在眼内注入长效糖皮质激素，以减轻水肿和炎症反应。

（4）手术治疗。长期不吸收的玻璃体积血或牵拉性玻璃体脱离，单纯通过以上治疗无明显疗效，须行玻璃体手术。通过手术清除玻璃体积血，解除增殖膜对视网膜的牵拉，复位视网膜，术中还可行全视网膜光凝。通过手术治疗，患者视力可获得一定的提高。

研究表明，同时联合开展几种治疗比采取单一治疗的疗效好。需要注意的是，以上的治疗措施可降低糖网恶化的危险性，如不能良好控制血糖、血压等危险因素，视力可能会继续下降。因而，糖尿病的治疗和糖网的防治是一个持续漫长的过程，定期随访非常必要。

如何预防糖尿病对眼睛的伤害

糖尿病对眼睛的伤害是可以预防的，并非每一位糖尿病患者都会发生糖网。高血糖是眼底病变的首要杀手，所以控制好血糖是关键。糖尿病发病后第一个 10 年内血糖的情况对糖网发生的影响较大。此外，血压偏高、血脂偏高、出现微量蛋白尿、应用胰岛素治疗的患者易发生糖网。吸烟、饮酒等不健康的生活习惯也会加剧糖尿病对眼睛的伤害。因此，糖尿病患者要控制好血糖、血压、血脂水平，同时还要有合理健康的生活方式。

糖尿病早期对眼睛的损伤并无明显表现，不及时发现往往会错过最佳治疗机会。糖尿病患者除了需要到内科随访外，还应该定期到眼科进行眼底检查，以便发现问题并及时处理。

糖尿病并发糖网的患者只要控制好血糖、倡导合理的生活方式，仍然可以减缓病变发生的速度，维持较好的视力。如已经出现明显病变，不管当前的视力情况如何，都要积极配合医生进行治疗。尽管治疗不一定能提高视力，但可减慢视力下降。

糖尿病患者如有眼部不适、视力突然下降、闪光感等，要及时到医院就诊。糖尿病是常见的致盲性疾病之一，要高度重视，防盲比治盲更重要。

动脉硬化

动脉硬化会影响眼睛吗

动脉硬化指动脉的一种非炎症性病变，可使动脉管壁增厚、变硬，失去弹性、管腔狭小，包括动脉粥样硬化、动脉中层硬化、老年退化性动脉硬化、小动脉硬化等。

通常所说的动脉硬化指动脉粥样硬化引起的病变。动脉粥样硬化主要累及大动脉，以主动脉、冠状动脉以及脑动脉为多见，很少累及眼底的视网膜动脉，偶尔可发生在眼球后方的视网膜中央动脉。动脉粥样硬化是引起视网膜中央动脉阻塞的原因之一，发生阻塞时视力将急剧下降。

眼底常见的视网膜动脉硬化以老年退化性动脉硬化及小动脉硬化居多。前者多发生在50~60岁以上的中老年人，表现为全身弥漫性动脉中层玻璃样变性和纤维样变性；后者常与原发性高血压同时存在，可能是对血压缓慢而持续升高的一种反应性改变。

如何治疗和预防动脉硬化伤害眼睛

动脉硬化所致的眼睛改变应以预防为主。动脉硬化的病因为高血压、高脂血症和吸烟，与肥胖、糖尿病、运动不足、焦虑等因素也有一定关系。健康的饮食，适量的运动，维持标准体重，稳定血压、血糖等均有助于预防动脉硬化。

动脉硬化伴有眼底损害时，要针对具体疾病进行处理。若突发无痛性视力下降，要警惕是否发生视网膜中央动脉阻塞，应立即到就近医院就诊。动脉阻塞后，视网膜上的光敏细胞会缺氧，当缺氧时间超过90分钟，视网膜将发生不可逆损伤，损伤的视力不能恢复。

高血压

高血压患者为什么要查眼底

血压是血液对血管的压力，血压过高，血管受到压力增大，长此以往，将对血管产生严重影响。

血管遍布人体，眼睛作为我们主要接收外界信息的器官，其内分布的血管非常丰富。眼睛的血管较细，是血管的终末端。高血压较易影响小血管，因此高血压患者的眼睛也常常是受伤害的重灾区之一。

视网膜血管是心血管系统的末梢，也是全身唯一可用眼科器械观测到的血管。眼底改变越明显，高血压病情越重，发生心脏、肾脏损害的概率越大。通过检查眼底血管，可以了解全身动脉的情况和高血压患者的病情，对高血压的治疗有重要的指导意义。眼底检查已成为诊断与治疗高血压病的重要手段之一。

高血压是如何伤害眼睛的

大约70%的高血压患者有眼底改变，眼底改变与患者的年龄、血压高低、病程长短有关。

（1）**慢性高血压视网膜病变**。长期高血压，血管会发生痉挛，血管壁增厚、变硬，最后导致动脉硬化。动脉硬化后，血管腔隙变小、弹性下降。表现在眼底上，可看到血管变得粗细不匀，血管光带加宽，像铜丝或者银丝具有反光。

眼底血管的管腔变小、弹性下降后，血管内能运载的血液变少，视网膜得不到足够的营养供给会发生水肿。还有些血管撑不住高压力后破裂，血液渗出淤积在眼底。同时，由于高血压主要发生在动脉，动脉受到的压力大，变粗、硬化会压迫到下面的静脉。静脉是将血液从外周运回心脏的主要通道，一旦受阻，眼底内血液无法顺利回流，导致静脉受损，严重的阻塞还会引起大量出血，甚至眼内严重缺血，视盘发生水肿，视觉传输受到干扰。

临床上根据病变的进展和严重程度，将高血压性视网膜病变分为四级。Ⅰ级：主要为血管收缩、变窄。视网膜动脉普遍轻度变窄，有静脉隐蔽现象，在动静脉交叉处透过动脉看不到其下的静脉血柱。Ⅱ级：主要为动脉硬化。视网膜动脉普遍和局限性缩窄，反光增强，呈铜丝或银丝状。Ⅲ级：主要为渗出，可见棉绒斑、硬性渗出、出血及广泛微血管改变。Ⅳ级：Ⅲ级改变加上视盘水肿和各种并发症。

早期患者常没有明显症状，随着病情的进展，双眼视力逐渐下降。如果有眼底出血、视盘水肿等并发症，眼前可能会有闪光感、黑影遮挡感，同时视力明显下降。

（2）**急进型高血压型视网膜病变**。如果短时间内血压急剧升高，视网膜和脉络膜的血管破裂，视网膜缺血缺氧严重，引发视盘水肿和视网膜水肿，同时可见视网膜火焰状出血等体征，视力将急剧下降。

高血压除了会引起上述眼睛损伤外，还可导致视网膜静脉阻塞、缺血型视网膜病变、渗出性视网膜脱离、球结膜下出血等，因此，高血压患者在治疗原发病的同时应定期到眼科检查。

眼底情况与高血压预后的关系

研究表明，高血压视网膜病变的程度与高血压对身体的损害大小相关，可反映高血压对其他脏器的伤害情况。

眼底正常的高血压患者几乎无心脏受损表现，肾脏功能也正常；眼底有改变时，左心室肥大的概率为62.5%；眼底病变越严重，肾功能受损的发生率越高（87.5%）。发生视盘水肿时，患者的心脏、肾脏和脑等器官往往也会受到不同程度的损害。急进型高血压不仅导致视力急剧下降，也会危及生命，一旦发生必须及时治疗。

控制血压是防治高血压眼底病变的根本措施。高血压患者除需要定期到内科随访、遵医嘱用药外，要注意选择低盐低脂饮食。高血压眼病的早期，随着血压下降，眼底情况能有所改善，视力恢复一般较好。如果血压控制欠佳时间较长，眼底情况会变坏，视力恢复差。高血压眼底病患者若伴有眼内严重并发症，可行激光和手术治疗。

 ## 血液疾病

贫血会导致视力下降吗

贫血指外周血血红蛋白含量低于正常值（我国成人男性＜120克/升、女性＜110克/升）。贫血时会出现乏力、头晕、面色苍白等全身表现。贫血发生时，血液携氧能力下降，导致组织缺氧，眼睛也会因缺氧发生一系列改变。眼底血管丰富，需氧量较大，贫血造成缺氧导致眼底发生病变，眼底病变的严重程度取决于贫血的严重程度、发生缓急、持续时间等。

贫血导致的眼底改变主要有视网膜出血、渗出、水肿、血管和视盘改变等。

急性贫血可引起结膜苍白,眼底表现为视网膜动脉静脉变细、眼底颜色变淡,并可见棉绒斑、视盘水肿。若合并有前部缺血性视神经病变,视力将明显下降甚至失明。

慢性贫血则表现为结膜苍白、眼睑浮肿,眼底可见视网膜色泽变淡、血管稍细,或有少量视网膜出血。

一般轻度的贫血,眼底可正常。但当血红蛋白降至正常的30%~50%时,即可出现眼底改变。当血红蛋白低于40克/升时,几乎都有眼底改变。恶性贫血者可有视网膜脉络膜出血,一般认为红细胞少于250万/微升以下可产生视网膜脉络膜出血。

贫血产生眼睛损害的症状没有特异性,可表现为视力下降、闪光感、黑影遮挡感等,严重时可发生视神经萎缩、看东西的范围减小、视力严重下降。

眼部损害主要针对病因贫血进行治疗,需要到内科就诊,增强营养,针对贫血的原因合理补充各种维生素、铁剂等。

红细胞增多症会伤害眼睛吗

红细胞增多症是指红细胞数量及血红蛋白量高于正常。在这种情况下,血红蛋白和血容量会增加,血流迟缓,小静脉和毛细血管扩张。眼底表现为视网膜呈青紫色,血管明显扩张迂曲,动静脉血流呈紫红色。在缺氧情况下,有毛细血管扩张、微动脉瘤和新生血管形成,视盘充血或水肿。有时还可见视网膜出血,偶有视网膜静脉阻塞和玻璃体积血。

自身免疫疾病

甲状腺功能亢进（简称甲亢）是引起成人眼球突出的常见原因。甲亢患者有烦躁、易怒、怕热、多汗、食欲增加等全身症状，甲亢患者的眼睛受自身免疫系统攻击后，表现为眼外周的组织增生、眼球运动肌肉肥厚、眼睛运动受限。患者眼球凸出，炯炯有神，看东西有重影（复视），眼睑闭合不全，常致暴露性角膜病变。严重者可有视神经萎缩，导致失明。

随着甲亢症状的好转，有的患者眼球突出也会随之好转，但也有患者眼球突出症状反而加重。眼球突出在甲亢发病后 4~12 个月内表现最为严重，其发展常有自行停止的倾向，半数患者可在甲亢发病 1~3 年后消退 3~7 毫米，软组织受累症状可减轻或消失。如突眼表现严重，影响眼睛闭合，出现视力下降等，需要通过手术治疗。

感染

败血症也会伤到眼睛

败血症是指病原菌侵入人体血液循环而发生的全身性感染。血中病原菌大量繁殖，释放出毒素，引起全身中毒症状，毒素可随血液循环到全身器官组织造成疾病，眼睛及周边的组织均可因此而发生感染炎症，如眼睑、眼眶感染，化脓性虹膜睫状体炎或转移性眼内炎等。

艾滋病无孔不入到眼底

艾滋病又称获得性免疫缺陷综合征，主要是艾滋病毒引起机体免疫系统受损。在该病的不同时期，均可累及眼部，引起视力损害或失明。艾滋病会引起眼底的微血管病变，导致血管瘤、动脉狭窄、出血、渗出等；因机体免疫系统受损，眼睛很容易感染细菌和病毒；眼部也容易发生一些特殊的肿瘤，如卡氏肉瘤、眼眶淋巴瘤等；同时神经系统受累，眼睛视力下降、运动受限，出现复视等症状。

结核病会导致哪些眼部改变

结核病是由结核杆菌引起的全身多脏器的炎性改变。结核病患者中约有1%的患者可累及眼睛。眼眶结核伴有眼睛疼痛、流泪和眼球凸出，眼睑出现硬结、坏死、疤痕愈合；严重者会有眼睑外翻，结膜、角膜、巩膜、葡萄膜、视网膜等均可发生炎症而出现眼红、眼痛、视力下降等症状。

麻疹会影响眼睛吗

孕妇妊娠头3个月内发生麻疹，可能导致胎儿先天性白内障和视网膜病变。

儿童麻疹也会引起眼部伤害,出现怕光、流泪、红眼等症状。严重者可引起视神经、视网膜炎症而使视力下降,甚至发生全脑炎,其中 50% 有眼部表现,如幻视、眼球运动受限等。

肿瘤

白血病

白血病为造血系统的恶性肿瘤,主要表现为异常的白细胞及其幼稚细胞的大量异常增生,导致外周血中白细胞发生质和量的变化。临床表现为发热、感染、出血、贫血、肝脾肿大等全身症状。

白血病患者眼部病变多发生在血液循环丰富的组织,如视网膜、脉络膜、视神经等处。眼底表现有血管瘤、出血、渗出、血管改变等,引起视力下降。白血病还可引起眼眶占位病变导致眼球凸出,称为"绿色瘤"。如果浸润发生在视神经处,可引起失明。

转移性恶性肿瘤

恶性肿瘤可通过血液传播发生转移,眼底血管较丰富且比较细,易让肿瘤细胞在此地停留、生长、侵蚀。眼内有肿瘤新生物长出,常有视力明显下降、眼压升高、眼红、眼痛等。当伴有晶体混浊时,这些表现与眼内炎症难以鉴别,常误诊为眼内炎症,故称其为"伪装综合征",需要通过仔细的全身检查以排除。

眼内的转移性恶性肿瘤是肿瘤预后不良的表现，需要到肿瘤专科就诊，找到原发的肿瘤病灶并积极治疗。

脑部肿瘤

脑部肿瘤也会压迫一些脑神经和脑功能区，影响眼睛的功能，详见下面的脑部疾病叙述。

神经及脑部疾病

为什么称眼睛是通往脑的一扇窗

我们的大脑共发出12对神经，其中6对神经与双眼有关，在维持清晰的视觉和眼部的正常生理活动中扮演着重要角色。千万不要小看了眼睛，许多颅内疾病的首发表现都出现在这里，任何累及以上6对神经的疾病都可能引起相应的眼部症状：①视神经受累，患者表现为视物模糊、视力下降，眼前有黑影遮挡的感觉，视野缺损，甚至单眼或双眼完全失明；②动眼、滑车、外展神经受累，眼睛运动出现一定的障碍，出现斜视，可能会复视，动眼神经损害还会引起上眼睑下垂、看近困难和怕光等；③三叉神经受损，眼部会有麻木感；④面神经受累，会出现眼睛闭合不全。

大脑还有很多功能区，这些功能区受损都会有眼部的异常表现。位于头部后上方的视皮质受损，将直接引起视力下降、视野缺损，甚至完全失明。如突然不能读懂文字、不能辨认形状、不能看见运动的物体等，需要考虑大脑的一些功能区被意外损害。

此外，视神经的髓鞘来源于颅内，如果颅内发生病变，会出现视神经受损的表现，如颅内高压时，常见视盘水肿。当眼睛出现问题时，可能预示大脑皮层的功能区或颅内发生病变。

哪些神经、脑部损伤可导致眼部症状

任何导致视功能区、眼睛相关神经受损的因素都会导致眼功能异常，常见的有如下几种。

（1）**脑血管病**。脑血管出血、缺血性脑血管病、脑血管瘤等都会引起颅内压迫，影响正常功能，如与眼睛的神经相关，则表现出对应的症状。

（2）**颅脑外伤**。外伤可导致出血、血肿形成甚至骨折等，压迫或破坏神经和大脑皮层的功能区，会产生相应的眼部体征。外伤还可致颅内压升高，引起视盘水肿。

（3）**脑部肿瘤**。脑部肿瘤也会压迫周围的脑神经、血管等结构，出现相应的眼部受损表现。如垂体肿瘤压迫视交叉，进而导致双眼外侧的视野受损。某些垂体肿瘤能使激素分泌增加，如促甲状腺素促进甲状腺的分泌，出现甲亢症状。

（4）**感染**。如面部感染的不适当处理会通过静脉进入颅内的海绵窦，产生海绵窦静脉炎或海绵窦血栓形成，该病病情进展快、死亡率较高，为眼科和脑神经科的危急重症之一。

挤痘痘也会挤出大毛病

面部有个危险三角区,即两侧口角至鼻根连线所形成的三角形区域,在该三角区内挤痘痘可能引起脑内感染,危及生命。

这与面部特有的解剖生理有关。颜面部的面前静脉瓣膜发育不良,少而薄弱,封闭不全,在挤压和肌肉收缩下,可使血液逆行。当面部发生炎症,尤其在面部三角区域内有感染时,易在面前静脉内形成血栓,影响正常静脉血回流,并通过一系列静脉到达颅内的海绵窦,将面部炎症传到颅内,导致海绵窦化脓、血栓等并发症。

海绵窦旁边有重要的神经、血管,如动眼神经、滑车神经、外展神经、三叉神经等,这些结构受压迫会引起严重的眼部症状。如因静脉回流受阻,眼球凸出,球结膜和眼睑水肿,眼底静脉血也不能回流,进而发生静脉扩张、出血等,甚至视盘水肿,严重影响视力。由于神经被压迫,可引起眼睑下垂、怕光、眼睛运动受限、复视、角膜知觉消失、眼眶部疼痛等。海绵窦感染主要全身表现为头痛、恶心、呕吐、体温升高,呼吸加快,并可出现嗜睡、烦躁不安甚至昏迷等,发病急、进展快,应立刻送医院治疗。

那么,对于面部危险三角区的脓点、痘痘该怎么处理呢?不能用手抓或用针挑破后挤压,也不能热敷,否则可能引起炎症的播散。对于危险三角区的痘痘,可以用消毒剂消毒,保持局部清洁,一般会逐渐消散;若肿胀加大,可外敷中药、抗生素等,促进其吸收、愈合;如有脓栓形成、脓头破溃,可局部用高渗盐水纱布湿敷,促进引流。治疗期间应减少对它的触动,少做面部运动，若发生全身症状，应立即到医院就诊。

什么是"鳄鱼泪"

有些患者有奇怪的病症，吃东西时常会泪流满面，且吃得越快眼泪越多，停止吃东西后流泪也停止。这种表现与鳄鱼进食时发生流泪的现象相似，故称其为"鳄鱼泪综合征"。该病的发病原因有先天和后天性两种。后天性的往往由外伤引起，常发生在面神经麻痹后，发病机制可能是再生的神经错误地通向控制泪腺分泌的神经，使支配唾液腺的神经冲动误传至泪腺，所以一吃东西就促进泪液分泌。

面瘫为什么会影响眼睛

面瘫是指面神经或中枢损伤后，面部的表情肌不能收缩，出现不能皱额、皱眉、嘴巴歪斜等症状，同时睑裂扩大、眼睑也不能闭全。眼睑闭合不全，眼睛角膜暴露，得不到泪液润滑而干燥，故易发生炎症、感染、溃疡，严重影响视力和眼睛健康。

面瘫的病因很多，其中约42%的患者是因感染性疾病引起，多是由潜伏在面神经节内的带状疱疹病毒被激活引起。其他，如耳源性疾病、肿瘤、创伤、中毒等，也会引起面瘫。

出现面瘫后，应到内科详查、找出原因、对症治疗。发生眼睑闭合不全时，应积极到眼科治疗。若有角膜炎倾向，应立即采取措施，比如眼睑缝合术等，避免暴露性角膜炎的发生。

视路损伤的典型表现有哪些

视路是指将视觉信号传导至中枢的通路。视路不同部位损伤，常表现为特殊的视野改变。视野指眼睛能看到的范围，包括前方清晰的范围和可以用余光注意到的区域。双眼视野大于单眼视野。视野变化可能预示着视路的损伤。视野中的暗点指视野受到侵害，该范围内本来可以感受到光却不能感受到。

（1）**视网膜损害**：对应的视野空间出现暗点，损害越大，暗点越大。同时，一些血液的遮挡也会使对应区域的视野出现暗点。

（2）**视神经的损害**：同侧眼睛出现视野改变。

（3）**视交叉损害**：导致双眼外侧的视野缺损。

（4）**视束损伤**：导致一眼内侧和一眼外侧的视野缺损。

（5）**视皮质损害**：以外伤、血管病变所致居多。根据损伤部位表现出不同的视野缺损。常与视束损伤表现相同，但中心处的视野可正常。若损伤枕叶后极部黄斑束，则出现中心暗点。

因双眼视野部分重合，需单眼观察才可发现视野改变。患者常常在洗脸等时候突然发现一眼视物范围变化。还有些轻微的视野改变自己难以发现，需要通过仪器检查确认。患有颅脑疾病的患者需要定期到神经科和眼科随诊。如自己发觉有视觉、视野的异常，也应立即到医院就诊。

成年人突然看东西重影，要特别警惕

眼睛可以自如地转动，因为眼睛有6条肌肉控制着眼球的转动。如肌肉不能协调控制双眼，双眼的运动情况即不相同，将导致眼睛位置的偏差，出现我们平时所说的"斜视"。脑部病变可累及控制肌肉运动的神经、中枢，如动眼神经、滑车神经、外展神经，引起对应的眼外肌运动障碍，进而引起斜视。

斜视发生时，双眼看到的物像不能协调统一，大脑中枢无法将这两个像融合成一个，感觉一个物体有两个影，即出现复视。复视可能预示着有严重的颅内疾病发生，尤其伴有肢体发麻、运动不灵、言语不清、眩晕、视物模糊等征象时，更要引起重视，应尽快到眼科和神经科治疗。

第九章

眼镜

第九章　眼镜

眼镜片就是"药片",眼镜是"光学药物",这不是夸张的比喻。一般人认为,戴上眼镜就是矫正视力,比如近视、远视和散光,但此话只说对了一半。殊不知,眼镜还能治病。

运动时能戴眼镜吗

美国每年有4万余人在运动中眼睛受伤,可见眼睛在运动中是容易受伤的。度数较高的近视眼患者在运动时不得不佩戴眼镜,而普通框架眼镜易滑脱、变形、断裂,因而,戴着普通框架近视眼镜去运动,眼睛容易受伤。

哪些运动需要格外注意避免眼镜和眼睛的伤害呢?普通的散步、跑步、野外定向等运动可以戴着眼镜进行,而在进行篮球、足球、排球、极限运动等运动时,最好选择佩戴相同度数的软性隐形眼镜,以降低眼镜和眼睛受伤害的风险。但需要注意的是,隐形眼镜不能在游泳时佩戴。

随着制镜技术的进步,已经发明了专门适合在运动时佩戴的框架眼镜。运动框架眼镜对镜片、框架材料和样式等做了相应的运动防护设计,不仅提高了运动视觉质量,还大幅提升了运动中眼睛的安全性,减少了运动碰撞对眼睛的伤害。运动框架眼镜一般采用PC镜片材料,具有柔软的特殊镜框和舒适、防滑的垫脚,还可以针对不同运动进行特殊设计,如有防止碰撞、擦伤功能的,有防风、防尘功能的,有防紫外线功能的,人们可以根据自身需求选择适合的眼镜。

眼镜片为什么有不同的颜色

仔细观察，我们会发现有的眼镜片是无色透明的，有的眼镜片几乎透明而凸面又有不同颜色的反光，有的眼镜片是有颜色而不全透明的。这是为什么呢？

不同的眼镜片凸面在光照下之所以会呈现不同颜色的反光，是因为根据不同需要在镜片表面镀上了膜，使眼镜看起来透明，并且还拥有特殊的功能。镀上耐磨损膜，镜片不容易被擦坏；镀上抗污膜，镜片不容易脏、不容易被水气附着；镀上减反射膜，使眼镜表面的反光减弱；镀上抗辐射、抗紫外线膜，能降低辐射、紫外线对眼睛的伤害。不同种类的眼镜片由于所镀膜层的厚度等区别，反射出来的光大不相同，于是凸面看起来有了不同颜色，如绿色、蓝色等。

另外，我们还经常看到不同颜色的太阳镜，这又是怎么回事呢？原来这是在镜片材料里面加入了色素，使镜片呈现不同的颜色，并让镜片吸收一定可见光。戴上太阳镜后，眼睛在强光下不觉得刺眼，可达到保护眼睛的目的。有些变色眼镜很"聪明"，在光比较亮的时候颜色变深，吸收更多的光，以保护眼睛免受强光侵害；而光比较暗的时候则变浅，让眼睛看清楚。某些染色的眼镜还有增加对比度的作用，以提高视觉质量。

近视度数越高是否眼镜越重

过去在医院里，我们总能听到一些近视患者在抱怨"眼镜片这么厚，眼镜这么重，鼻子都被压变形了"，这是对的。眼镜的厚度和重量确实是随着近视度数升高而越大，但随着眼镜材料的发展，高度近视患者可以不用再为眼镜重而烦恼了。

首先，现在的眼镜材料主要使用树脂，树脂材料不仅重量轻，还更安全。在标准树脂中加入一些添加剂，可使折射率提高，能使眼镜更轻薄。树脂中还有更优良的聚碳酸酯，这种材料比标准的树脂材料更优良。故高度近视患者可以选用高折射率的镜片，以达到镜片更轻薄的效果。

其次，眼镜片的设计也改良了。将球面变为非球面，让眼镜更轻薄、视觉质量更好，高度近视的眼镜不再跟瓶底一样厚。还有控制周边屈光设计的眼镜，能减慢青少年近视进展的速度。当然，还可以量身定做眼镜，根据顾客眼睛的不完美光学性质来制作眼镜，令其看得更清楚、更舒适。

渐变镜让人显得更年轻优雅

我们常会看到这样的现象：有些人看远时不戴眼镜，但读书看报时又戴上眼镜；有些人看远时戴上眼镜，近距离阅读时要换一副眼镜戴；还有些人看远时戴着眼镜，而读书看报时要摘掉眼镜，而且这种现象往往集中在中老年人群中，这是为什么呢？

随着年龄增长，无论是近视患者，还是正常视力的人群，人眼晶状体的调节力都会下降，逐渐产生近距离阅读或工作困难，这是眼睛老花的表现。不同近视程度的人群发生老花的影响程度不一样，近视度数在150~400度，尤其是200~300度的人，一般不表现老花或老花症状较轻，往往不需要佩戴眼镜纠正老花；正常视力、远视者或近视度数较低者往往会发生老花，需要佩戴老花镜来提高看近视力。对于部分原来近视或远视的老花患者，视远时佩戴近视镜，视近时需要增配老花镜，于是就会出现前面提到的两副眼镜轮换着戴的情况。

在工作和生活中，看不同距离时轮换着戴眼镜非常不方便，于是人们发明了将两副眼镜做在同一镜片上的镜片，这种镜片叫作双光镜。人们看远时习惯平视、视近时习惯低头，根据用眼习惯，一般双光镜的上部是用来看远的、下部是用来看近的。双光镜解决了视远和视近的问题，但中距离的问题没有解决，于是人们又发明了三光镜，三光镜的上方用于视远、中间用于看中距离物体、下方用于视近，三个区域的度数是不一样的。

无论是双光镜还是三光镜，都有一个共同的缺点：不同区域的度数瞬间改变，视物过程中视觉效果突然改变，用眼舒适感差，而且双、三光镜的镜片上有明显的拼接痕迹，外观难看，不容易被人们接受。

针对双光镜和三光镜的缺陷，又发明了渐进多焦点镜片，也就是人们常说的渐变镜。渐变镜是指眼镜的同一片镜片上，由上至下，度数呈渐进性变化，实现了变焦的功能，一副眼镜解决了视近、视远和视中等距离的问题，并且美观、方便。渐变镜不同于双光镜和三光镜瞬间改变度数的方式，避免了视觉效果突然变化的现象，佩戴起来更加舒适。

佩戴渐变镜需要有一个逐步适应的过程，需要改变以往的视物习惯，在用眼过程中需要更多的头部运动。有的人戴了一段时间可能依然不适应，这时应到医院检查，听从医生建议是否继续佩戴。

人工晶状体实际上就是一副眼镜

随着年龄增长和机体老化，眼睛内的"镜头"之一的晶状体可能会变得混浊，晶状体混浊后，患者会感觉到视物模糊。当晶状体浑浊严重影响视力时，医生会建议摘除这个混浊的晶状体，植入一个人工晶状体替代，以达到改善视力的目的。

人工晶状体的植入就像给眼睛佩戴上一副眼镜，为什么这么说呢？如果仅仅将混浊的晶状体摘除而不植入人工晶状体，患者将出现1800度的远视。从理论上讲，这样的高度远视也可以通过眼镜来矫正，但1800度远视眼的镜片既厚又重，既不美观也不方便，所以临床上常常采用植入人工晶状体来替代高度远视眼镜。

隐形眼镜好不好

隐形眼镜又称角膜接触镜，与框架眼镜相比更为美观，又不影响运动，因此受到很多年轻人的欢迎。但随着佩戴隐形眼镜人群的增多，偶尔也会有人因佩戴角膜接触镜而发生角膜溃疡、角膜炎等症。那么，隐形眼镜到底好不好呢？是不是适合所有近视者佩戴呢？

隐形眼镜与框架眼镜相比，有着以下优点：①美观，大多数人觉得戴上框架眼镜会影响容貌，因此不愿意佩戴框架眼镜；②运动时安全且不受拘束；③没有眼镜框的束缚，可视范围大，视觉质量好。但同时隐形眼镜也有一些缺点，如佩戴麻烦，一般每天需要戴、摘；对卫生要求高，不注意卫生或护理不当会引起眼病；初期佩戴有不适感，往往需要一段时间才能适应；有些人则会发生过敏反应，损害眼睛。

因此，是否适合佩戴隐形眼镜，应该通过眼科医生的检查来确定。对于适合佩戴隐形眼镜的患者，只要注意卫生和护理，隐形眼镜是安全的。对于那些爱运动并有改善外观、方便生活要求的近视患者，隐形眼镜更是不错的选择。

在隐形眼镜佩戴过程中，要注意以下问题：①摘、戴眼镜时，双手要清洗干净，护理盒要定期消毒并放置在卫生的地方；②在有效期内使用隐形眼镜、护理液和护理盒；③护理液不能当眼药水滴入眼睛；④隐形眼镜要按规定清洁，护理液要按规定更换；⑤不能戴着隐形眼镜睡觉。如在佩戴过程中眼睛有不适感，应及时到医院就诊。

隐形眼镜也有软硬之分

在你选择佩戴隐形眼镜时，医生可能会问你另外一个问题，

"你是选择价格便宜的软性隐形眼镜(软镜),还是价格较高的硬性隐形眼镜(硬镜)?"也许你会产生疑问,隐形眼镜还有软硬之分?两者到底有什么区别呢?

(1)**质感**:软镜的确软,硬镜确实硬,软镜很容易弯折,而硬镜则不能弯折。

(2)**舒适度**:佩戴初期,软镜更舒适,硬镜有异物的感觉;但适应后,硬镜比软镜更舒适。

(3)**安全性**:角膜也需要呼吸,所需要的氧气主要来自空气,所以隐形眼镜必须有一定的透氧性。软镜透氧性低,晚上戴着睡觉容易导致角膜水肿;硬镜透氧性高,有些硬镜可以晚上戴着睡觉。

(4)**护理**:软镜的护理清洁比较麻烦,要按一定的步骤搓揉浸泡;而硬镜则很方便,清洗后即可佩戴。

(5)**视觉效果**:硬镜比软镜好,看东西更清晰。

(6)**特殊功能**:研究发现,硬镜可能减缓儿童近视加深,而软镜则可能加快近视进展。

 ## OK 镜是什么

OK 镜又称角膜塑形镜,是一种特殊设计的硬性隐形眼镜。夜间戴上 OK 镜后,因中央平、周边陡的镜片设计特点,角膜中央被镜片压平,故白天不戴眼镜,近视患者仍能看清东西。与一般的硬性隐形眼镜相比,OK 镜的材料透氧性非常高,对角膜的正常新陈代谢影响小,晚上佩戴更安全。

佩戴 OK 镜后,近视就治愈了吗?并非如此。OK 镜只是短时间内将角膜压平，一段时间不戴后，压平的角膜会反弹回原来的形状，近视便又回来了。为什么医生会建议有些近视患者佩戴 OK 镜而不选择一般隐形眼镜呢？OK 镜可以晚上佩戴而白天不戴，这样就不影响白天活动，比较方便。另外，与普通隐形眼镜相比，OK 镜减缓儿童近视加深速度的效果较好。

当然，OK 镜也有缺点，除了具有与普通隐形眼镜共同的缺点外，还有视觉质量略差、视物比其他的隐形眼镜模糊等缺点。OK 镜有一定的适合人群，并不是每个近视患者都能佩戴。

隐形眼镜也有保质期吗

隐形眼镜都有安全使用期限的概念。大多数软镜是 1 年抛的，过长时间的使用会让眼镜表面太脏，安全性大打折扣，影响眼睛的健康。硬镜、OK 镜使用得当，一般可用 2 年，但如果眼睛近视度数发生变化，则需要重新验配。

近年来，市场上出现了短期抛弃隐形眼镜：①日抛型，即戴 1 天就必须抛弃的软性隐形眼镜，这种镜片具有卫生、方便的优点，但长期使用费用较高；②月抛型，指能使用 1 个月的软性隐形眼镜，每天晚上摘下进行清洁护理，第二天再戴，能持续使用 1 个月左右。

哪些人不能佩戴隐形眼镜

前面在介绍隐形眼镜的时候已经提到,不是所有的人都适合佩戴隐形眼镜,那究竟哪些人不适合戴隐形眼镜呢?

患有眼睑炎、结膜炎、角膜炎、泪囊炎、眼干燥症或青光眼等眼病的人,不宜戴隐形眼镜。

中小学生不宜长期戴软镜。软性隐形眼镜透氧性较低,长期佩戴会影响眼睛发育。研究证明,长期佩戴软镜可能加速近视发展。另外,因中小学生卫生自理能力较差,发生感染的概率较大,因此中小学生应以佩戴框架眼镜为主。但研究表明,硬性隐形眼镜、OK 镜有减缓度数进展的效果,可酌情考虑。另外,如果有屈光参差、高度近视、高度散光,则隐形眼镜的治疗效果比框架眼镜好。

中老年人应该逐渐告别隐形眼镜。人体开始衰老后,眼部组织也逐渐老化,眼局部的抵抗力下降,角膜耐受缺氧的能力也下降,因此长时间佩戴隐形眼镜对眼睛不利。如必须佩戴隐形眼镜,最好考虑使用透氧性高的硬镜。另外,随着老花的发生,若无特殊设计的隐形眼镜,近距离阅读时仍然需要佩戴框架眼镜,反而带来更多不便,因此超过 60 岁最好不要佩戴隐形眼镜。

另外,在女性经期、怀孕时最好不戴隐形眼镜,在这些特殊的生理期,机体会发生一些特殊变化,戴隐形眼镜容易让眼睛受伤。感冒或手部有感染时,细菌、病毒容易进入眼内,也不宜戴隐形眼镜。此外,长距离骑车、登山等户外运动时不适合戴隐形眼镜,风会加快泪液蒸发的速度,随着水分的减少,佩戴者可能会感觉眼睛干燥、眼内异物感重,影响舒适度。温度高也会出现这样的现象,故烧烤时也不适合戴隐形眼镜。

用镜片做眼睛的"绷带"

在大家的印象中,眼镜是用来提高视力的,其实,眼镜除了这个主要功能外,还有疗伤的效果。当角膜受伤时,眨眼、眼球运动会扰动伤口,引起疼痛并影响伤口愈合。这时候,医生会选择使用含水量较高的软镜覆盖在角膜上以保护伤口,因此软镜也被形象地称为"眼睛的绷带"。这个特殊的"绷带"镜上还能放置药物,紧贴角膜缓慢持续释放药物,从而提高治疗效果。

"绷带"镜使用过程中不可自行摘下,必须由医生来处理,因在取下"绷带"镜时很可能会把未愈的角膜一并拉下,非常危险。"绷带"镜不能长期佩戴,须根据医嘱定期复查。

眼用镜片——不苦的药

如果你需要佩戴眼镜来改善视力,那么在你佩戴眼镜前,一定要让你的眼睛接受严格标准的检查。根据检查结果,让医生告诉你选择什么样的眼镜,不可自行随意选择。对眼睛来说,眼镜是不苦的药,它不仅能达到矫正屈光的目的,而且还是恢复和拥有良好视觉功能的重要手段。

眼镜本身就是光学"药物"，对于有斜视、弱视的儿童来说更是这样。它必须满足诸多要求，如矫正屈光不正、恢复正常眼位、治疗弱视、佩戴舒适持久、承担特殊治疗功能。儿童眼镜验配是专业的医疗过程。

除了特殊的医疗目的，一副合格的眼镜在患者戴上后必须同时达到清晰、舒适、持久这三个要求。所谓清晰，就是戴上眼镜后能够看得清楚，如没有其他眼病，戴上眼镜后的矫正视力一般需要达到1.0或以上；所谓舒适，就是佩戴眼镜后视物没有头晕、眼胀等不适，不会引起面部不适；所谓持久，就是佩戴眼镜后能够长时间清晰、舒适地用眼。你拥有合格的眼镜了吗？如果没有，那请你尽早去医院，让眼科大夫为你配上一副合格、舒适的眼镜，让眼镜更好地为你的生活、学习、健康服务。

第十章

眼科激光治疗

第十章 眼科激光治疗

激光是一把"利刃",它通过切断组织的生物分子链,保障角膜切削面光滑平整,近视矫治准确稳定。

激光是一把"铆钳",它可以指向性钳住患病细血管、铆紧出血口,准确无误。

激光治疗近视是怎么回事

"戴着眼镜运动不方便""吃饭时雾气会凝结在镜片上看不清""因近视不能报考公安院校""眼镜压得我鼻子都变形了"……平时,我们总能听到近视镜佩戴者的抱怨。的确,戴眼镜给我们的生活、学习带来不便,因此,很多近视患者希望能摘掉眼镜,而激光手术正是目前矫正近视安全、有效的方法。尽管很多人想通过激光手术矫正近视,但因对激光这种"神秘之光"的不了解而心存疑虑,徘徊犹豫不敢行动。

1983年,美国Trokel等首先用193纳米的氟化氩准分子激光进行角膜切削的实验研究。1995年,德国Seiler等将其用于盲眼以矫正角膜散光。1987年,美国McDonald等第一次将激光应用于近视眼并获得良好的临床效果,此后,全世界逐渐掀起准分子激光矫正近视的高潮。

1992年,卫生部召开论证会商讨关于引进准分子激光的问题。1993年,首先在北京两家医院引进了准分子激光治疗仪进行临床验证,其有效性、安全性、稳定性及可预测性均令人满意。之后,在全国各地掀起了准分子激光近视矫正的高潮。

准分子激光治疗近视就像在角膜表面磨镶眼镜

近视患者的眼睛在静止状态,因眼屈光力过大,外界平行光线会聚在视网膜前。如果将角膜切削一部分,改变角膜的厚度和弯曲度,可以有效减少屈光力,使近视眼的焦点后移到视网膜上,达到治疗近视的目的。准分子激光就是一种对角膜进行切削的工具。它是一种紫外线,人眼不可见,波长193纳米,由氟、氩两种气体混合激发产生。其特征是光子能量大、波长极短,对组织的穿透力极弱,不会传入眼内,仅被组织表面吸收,对周围组织无损或损伤极微,属于无热效应的冷激光。

准分子激光治疗近视的主要机理是在计算机的精密控制下,准分子激光照射人眼角膜组织数秒,被照射的角膜气化消散,达到切削角膜的目的,而不损伤周围组织和器官,就像在眼睛上磨镶了一副眼镜。整个手术过程只需几分钟,术后戴上透明眼罩,带着医生开的眼药水就可以高高兴兴地回家了。

常见的准分子激光治疗近视方法根据近视度数的高低可分为两种,分别是准分子激光角膜切削术和准分子激光角膜原位磨镶术。准分子激光角膜切削术直接用激光切削角膜前表面,操作简便、安全,中低度数近视(600度以下)效果较好,但是术后有明显疼痛、视力恢复较慢、角膜混浊出现概率大。准分子激光角膜原位磨镶术是用极其精密的微型角膜刀在角膜表面切割出一个带蒂的角膜瓣,翻转角膜瓣后,在计算机控制下照射准分子激光切削部分角膜,冲洗后将角膜瓣复位。该方式更符合角膜的解剖生理,适用于中高度数或超高度数(600~1500度)的近视患者,手术预测性、准确性好,术后反应轻、视力恢复快,但操作技术复杂。现在,最先进的是飞秒激光制作角膜瓣技术,将飞秒激光脉冲聚焦到角膜组织中,产生"光爆破"分离角膜组织,生成的水泡和气泡被角膜组织吸收。飞秒激光制作的角膜瓣更精确、复位更稳定,避免了使用角膜刀可能引起的并发症,安全性能更高。

你适合做激光近视手术吗

很多人问"我能做激光手术吗?"那么,到底什么人适合做激光近视手术,什么人不能做呢?这主要取决于个人的心理需求、全身一般情况和眼睛状况。首先,要有强烈的摘镜愿望。其次,年龄在18~50周岁,无糖尿病和结缔组织病等全身疾病,瘢痕体质者、孕妇或夜间行车的驾驶员不适合做手术。再次,近视度数应在1200度以内、散光度数在400度以下,且近两年度数稳定。满足以上条件的近视患者可以选择使用激光治疗近视。当然,在手术前还有一系列的眼部检查要做:视力、屈光度、眼压、眼前段、角膜形态、泪膜破裂时间、瞳孔直径、像差、眼底、角膜厚度、眼轴长度等检测,结膜炎、角膜炎、泪囊炎等活动性炎症排除,以及是否有视网膜脱离、裂孔等眼底病变和干眼、圆锥角膜、青光眼、弱视等疾病,只有这些检查结果都是正常的情况下,方可进行手术。一般来说,近视度数越高,角膜所需切削的厚度越大(角膜薄而近视度数高的患者不适合使用准分子激光手术来治疗近视)。

激光手术矫正了近视,是否会带来其他新的问题

小明是一个高度近视患者,曾于几年前做过激光近视手术,最近发现眼前有黑影飘动、视力下降,经医院诊断为视网膜脱离。小明认为这次的视网膜脱离一定是几年前激光近视手术留下的后遗症。医生告诉小明,事实并非如此,由于高度近视患者本身就容易伴发眼底病变,发生视网膜脱离的概率比非近视人群要高很多。此次小明视网膜脱离与激光治疗近视手术没有关系,而是由于他在激光治疗前的高度近视引起的。

有些近视患者也像小明一样,认为准分子激光治疗近视后或多或少总是会留下一些后遗症,对准分子激光手术的安全性持怀疑态度。经过了十几年的研究实践,治疗过程中使用的仪器和设备的精确度是非常高的,医生的操作技术已非常娴熟,准分子激光治疗近视术就手术本身而言是非常安全的。对患者而言,需要了解手术可能出现的风险和并发症也是有必要的,有助于患者更加理性地对待手术,对手术结果有一个符合实际的期望。

如果把眼睛比作一个西瓜,那么准分子激光治疗制作角膜瓣的过程就相当于在西瓜上切下一小片,这一小片西瓜不能破损,也不能过薄、过小,否则对预后会有很大影响。同时,激光照射时要对准眼睛的中心、照射的范围要足够,不然对术后视力将有很大影响。医生的经验和技巧以及仪器和设备的精确程度可以有效减少手术的创伤和并发症。有些人术后会出现度数"回退",这是因为这些人的近视仍处于发展的不稳定状态,术后近视继续发展所致。所以患者接受手术有一个前提,即屈光度最好稳定两年以上。只要角膜厚度足够,"回退"可以进行二次激光手术。高度

近视者做完手术后，可能会在夜晚或在暗处出现眩光。

术后应该注意些什么

做完准分子激光手术后，你马上就可以看到清晰的世界，这确实令人兴奋不已，但术后的护理也是不容忽视的，主要有以下三个方面。一是注意卫生，术后不要让脏水、化妆品、香水、啫喱水等进入眼内；二是避免用力挤眼；三是避免用眼疲劳，虽然术后次日就可以看电视、阅读书报，对视力恢复没有影响，但还是建议时间不要太长，因为早期有一段适应过程，易导致眼疲劳。

准分子激光术后不需要住院，戴上透明眼罩，拿着医生开的眼药水就可以回家了。不过，不要以为这样就和医生说"再见"了，定期复查必不可少。一般复查时间为术后1天、7天、1个月、3个月、6个月、1年、2年，医生会根据复查的情况开出医嘱，患者要严格按医嘱用眼药水，不可擅自增减点药次数或停药。如有不适，应随时与医生联系，到医院检查。

 # 激光为青光眼"挖洞通渠"

眼睛里面充满了液体，并对眼球壁形成压力。这些液体在眼睛内生成，并通过眼内的通道流出，保持眼内液体量的平衡，将眼压维持在一个特定的范围内。眼内液体从生成到流出经过了长长的一条通道，其中瞳孔是必经之路。如果瞳孔的通道被堵住了，那么眼内的液体就不能及时流出，蓄积的液体会导致眼压升高，继而发生一系列眼部病变。

为了降低眼压,可以在圆环形的虹膜上打洞,让眼内积聚的液体流出,这就是临床上常用的激光虹膜周切术。通常选择Nd：YAG激光（钇铝石榴石晶体激光）。将高能Nd：YAG激光聚焦在需要打洞的虹膜周边部位,其强大的冲击波可使组织在被照射的瞬间电离,在虹膜上留下一个洞。

这种操作方法简便、安全,术后恢复快,远期疗效肯定,已经逐步取代了虹膜切除术。激光周边虹膜切除术在虹膜上挖了一个洞通渠,机体对于这种突然的变化会产生炎症反应,同时挖出来的东西被吸收需要一定时间,而在这些东西未被完全吸收之前,可能会堵塞眼内液体流出的通道,这些都会导致暂时性的眼压升高。等炎症反应慢慢消退,并且挖出来的东西被完全吸收后,眼压会降至正常。

激光为白内障术后患者"破囊"

有的人前几年刚做了白内障手术,怎么医生又说得了白内障?是不是还要再做白内障手术呢?的确,在临床上是有一部分白内障患者在做白内障囊外摘除及人工晶体植入术后的1年至数年内又会出现视物模糊的现象,眼科大夫检查后发现又得了白内障,这就叫"后发障"。此白内障与先前的白内障不同,它的形成原因是因为第一次白内障手术时没有将晶状体去除干净,残留的晶状体细胞增生,在透明的后囊膜处聚集,就像原本透明的玻璃上涂上了一层白色的油漆,影响光线进入,引起视物模糊,称为后发性白内障。既然又得了白内障,那是不是又要去做白内障手术了呢?不需要。Nd:YAG激光可以解决这个问题。Nd:YAG激光是一种高能巨脉冲激光,瞬间照射组织后,其强大的冲击波可使组织电离、裂解,从而达到切割的目的。对于后发性白内障患者,只需用Nd:YAG激光照射瞳孔中央混浊的后囊膜使其电离、裂解,相当于在阻挡视线的帘子上打了一个洞,光线通过这个洞进入眼内,让患者恢复视物清晰。这种治疗方法无痛苦、效果好,偶尔会并发虹膜炎和前房积血,少数患者还会出现短暂性眼压升高,但一般在一天内均能自行恢复正常。术后为减少反应,常规给予激素和抗生素局部使用。

激光是一把"止血钳"

眼底血管中的血液为眼底细胞提供氧气和营养,当血管出现问题时,眼底细胞因缺少氧气和营养开始死亡。但细胞面对死亡不会坐以待毙,它会分泌出一种叫作"新生血管生长因子"的东西进行自救。这个东西的主要作用是促进新生血管的生长,但这种后天生长的血管很容易"漏水"。所以,一旦长了新生血管,眼内就非常容易出血。

眼内出血了怎么办?找激光。激光除了上述功能,还有止血功能。利用激光的热效应杀死眼底一部分甚至大部分的细胞,确保残存的细胞能得到充足的血供,这样它们就不会自救性地分泌新生血管生长因子了,以此来起到止血作用。就目前而言,激光的热效应是对付新生血管的最好治疗方法。

若对新生血管置之不理,新生血管将不受约束地生长,视力会不断下降。虽然激光光凝治疗新生血管不能提高视力,但是可以阻止新生血管的进一步增殖,防止视力的进一步下降。所以,有病变的患者应该积极配合医生,一旦有需要,要积极地配合医生做激光治疗。

激光是"铆钉"

李某进行眼睛全面体检时,医生发现其颞侧视网膜上有一个小裂孔,因此医生建议李某先做个激光手术把裂孔封住。李某觉得非常纳闷,为什么眼睛里面出现了一个孔却依然能看清楚东西,并且自己一点感觉都没有?为什么在眼睛里面照下激光就能把孔给封住了呢?

高度近视人群的视网膜较普通人薄,会增加视网膜裂孔的概率。李某是一个有800度近视的高度近视者。视网膜裂孔就像衣服上破了一个洞,如果这个洞破的地方很明显,那么穿这件衣服对人的形象等各方面就有很大影响;如果这个洞破在一些隐匿的地方,那么就几乎看不到有什么影响。视网膜上有一个叫黄斑的地方,黄斑的主要功能是让眼睛看清楚物体。如果裂孔出现在黄斑处,视力就会明显下降,眼前会有漂浮样黑影,看起来像会移动的小点,就算闭着眼睛也会看得见。如果裂孔出现在远离黄斑的地方,那么患者看东西仍然是清晰的,不会有什么症状出现。眼球壁有许多层,就像一页一页纸整齐叠放在一起,视网膜是最里面的一张纸。视网膜破了一个洞之后,眼睛里面的液体会从洞的边缘慢慢渗透到两层纸之间，将视网膜层掀起来，这就是我们说的视网膜脱离。当液体越渗越多，最后整张视网膜都会被掀起来造成视网膜全脱离，视力完全丧失。所以视网膜裂孔应尽早发现、尽早治疗，避免发生视网膜脱离。当视网膜上出现裂孔，必须及时修补。

激光光凝是早期治疗裂孔的有效方法。我们在裂孔的边缘打上1~2排略重叠的激光光点，利用激光的热效应破坏裂孔周围组织，引起炎症反应，炎症反应会导致瘢痕性粘连，好比铆钉一样把洞的边缘与后一页纸紧紧铆在一起。这样，眼睛里面的液体就不能通过裂孔渗透到两层之间，可有效防止视网膜脱离。

激光功率的选择非常重要，功率过低，铆得不够紧；功率过高，会导致光凝部位的视网膜坏死，形成新的视网膜裂孔。另外，激光术后应定期检查眼底，注意视网膜裂孔封闭状况。

第十一章

眼睛的营养

鱼肝油可以当保健品长期服用吗

我们常常看到有些老人为了视力保健,常年服用鱼肝油,这样做是不是真的能保护视力呢?其实不然。

鱼肝油是从鱼肝(主要是鲨鱼肝)中提取而来,其主要活性成分为维生素 A 和维生素 D。维生素 A 对正常视觉的形成和保持有重要作用。如果机体中维生素 A 不足,则视紫红质的再生变慢且不完全,暗适应时间延长,严重时造成夜盲症;维生素 A 继续缺乏或不足还会引起眼干燥症,进一步发展可出现角膜软化及角膜溃疡。维生素 A 除了与视觉功能有关,还起到维持机体正常生长、生殖、上皮组织健全及抗感染免疫等作用。维生素 D 的主要功能是促进小肠黏膜对钙、磷的吸收以及肾小管对钙、磷的重吸收。维生素 D 缺乏可引起钙、磷经肠道吸收减少、骨样组织钙化障碍、佝偻病。

鱼肝油对视觉和机体的发育有一定好处,但是要注意适用人群和用量,并非多多益善。在临床上,鱼肝油主要用于治疗夜盲症,角膜炎,软骨病,维生素 A、维生素 D 缺乏症,营养不良及一些慢性疾病的恢复期。

鱼肝油适合人群包括母乳不足或断乳后未及时添加蛋黄、动物肝脏等富含维生素 A 和维生素 D 类食物或富含胡萝卜素的蔬菜、水果等食品的婴儿;患有慢性腹泻、肝胆疾病等影响维生素 A 和维生素 D 吸收的人群;因特定原因缺少日照的人群等。

服用鱼肝油时一定要注意用量,过量服用可能引起多种毒性反应。服用维生素A过量中毒可出现毛发脱落、皮肤干燥、皮肤奇痒、食欲不振、脂溢性皮炎、容易激动、口角皱裂、肝脾肿大及颅压增高等症状。服用维生素D过量中毒常表现为食欲不振、恶心呕吐、血钙过高、肾功能减退等。发生鱼肝油中毒现象，应立即停药并去医院诊治。

另外，老年人要慎用鱼肝油。长期多量服用鱼肝油丸，机体对钙、磷的吸收增加，血液内钙、磷过高会增加尿内的钙、磷含量，容易发生尿路结石。一般说来，每天服3次，每次服1丸，服2周停药1周才是适宜的。在服用鱼肝油期间应多饮水，增加尿液排泄，防止钙质沉淀。患有尿路结石或体质虚弱的人群不宜服用鱼肝油，谨防加重结石症状或发生维生素A或维生素D中毒。

那么，日常哪些食物富含鱼肝油呢？各种动物肝脏、鱼卵、禽蛋中富含维生素A；胡萝卜、菠菜、苋菜、苜蓿、红心甜薯、南瓜、青辣椒等蔬菜中所含的维生素A原能在体内转化为维生素A。维生素D主要存在于动物肝脏，尤其是海鱼的肝脏中；另外，皮肤中7-脱氢胆固醇在紫外线作用下也能转变成维生素D。因此，人体主要从日光照射和食物中摄取维生素D。

鱼肝油并非维生素A和维生素D的唯一来源，随着人们生活水平的提高，饮食营养不断丰富，食物中摄入的维生素A和维生素D可以满足机体正常代谢的需要。因此，除了小儿及需要补充维生素A和维生素D的特殊人群外，不可将鱼肝油当作保健品长期大量服用。

得了青光眼要少喝水吗

青光眼是老年人中较为常见的眼病,是以眼压升高、视神经损伤为特点的致盲性眼病,主要症状有眼胀痛、头疼、视力下降、视野损失等。青光眼的自然发展过程最后表现为视神经完全萎缩、丧失视功能,目前的医学治疗手段还无法使青光眼性失明逆转和恢复。流行病学资料表明,青光眼在全球是仅次于白内障(可治疗复明)的第二位致盲眼病。

眼压是眼球内容物作用于眼球壁的压力,正常眼压值是10~21毫米汞柱,如果高于这个值,视神经就会受到压迫,容易诱发青光眼。房水是维持眼内压的主要物质,它在不断地生成和流出,是一个动态平衡的过程。如果房水循环中任何一个环节发生障碍,就表现为眼压的高低变化。由此可见,引起眼压升高的原因主要有两方面,一方面是眼球中房水生成过多;另一方面是房水流出通道受阻。因此,控制眼压、减少房水的生成和促进房水的排出是老人日常防治青光眼的重点。

青光眼患者除了日常用药治疗外,平时的饮食护理相当重要,治疗和护理不当很有可能导致或加速失明。对于未行手术的青光眼患者,特别是闭角型青光眼患者,如果在短时间内摄入大量水分,会因房水生成增多引起眼压升高,有时可能引起急性发作。一次性饮水过多过快会导致血液稀释,血浆渗透压降低,使房水的生成增多、增快,正常人可通过加速新陈代谢来调节,但对于闭角型青光眼患者,由于房角狭窄、房水排出异常,间接导致眼压升高。

但是青光眼患者若在术后出现因房水流出过畅而导致低眼压、浅前房时，不但不应该限制饮水量，有时还需鼓励患者多饮水以增加房水生成，保持理想的前房和眼压。对于已做了青光眼手术、眼压控制得很好的患者，可以正常饮水，但要避免饮用浓茶、咖啡等刺激性饮料，防止眼压升高。

青光眼患者应科学把握日饮水量。患有青光眼的老人每日饮水量应控制在1500毫升左右，相当于6~8杯水。少喝水不等于不喝水，口渴是机体缺水的生理信号，应该及时补充，否则可能造成机体内水和电解质的代谢紊乱，给身体带来不良后果，尤其是老年人和某些高血液浓度疾病患者，严重的脱水可促使血栓形成，诱发脑血管意外或心肌梗死。因此，青光眼患者控制饮水要适当，可以采用少量多次的方式，切忌一次饮水量超过500毫升。另外，牛奶、果汁等流质饮食也尽量少饮用，忌烟、酒、浓茶、咖啡和辛辣刺激性食物，防止血管神经调节中枢发生紊乱，导致血管舒缩功能失调，使眼压升高，加重病情。

据文献记载，蜂蜜与甘油对治疗青光眼有明显效果。蜂蜜和甘油属于高渗剂，服食后能使血液渗透压增高，加快眼内水分的吸收，降低眼压，起到缓解症状和治疗作用。急性青光眼患者可一次口服蜂蜜或甘油100毫升；慢性患者可一日3次，每次50毫升。

夏季因为出汗较多，很多老人会喝较多的水，这时可以选择一些有利尿作用的食品，如赤豆、金针菜、薏仁、西瓜、丝瓜等，促进体内水分的排出。另外，青光眼患者平时可选择穿宽松的衣服，睡眠时枕头垫高，有利于血液回流，使眼压降低；闭角型青光眼患者要注意保持情绪稳定，避免发怒、哭泣、紧张、过度悲恐等情绪使眼压升高，加剧病情进展。

叶黄素可以预防视网膜黄斑变性

视网膜黄斑变性可引起中心视力的下降或丧失,而且很难治愈。视网膜黄斑变性初期没有明显症状,通常一只眼先发病,很容易被人们忽视,待症状明显后已很难治疗,所以预防黄斑变性尤为重要。

科学研究表明,叶黄素能有效防止老年性黄斑变性,补充叶黄素可明显增加血清及视网膜中的叶黄素含量,保护黄斑。

叶黄素是一种重要的抗氧化剂,为类胡萝卜素家族(一组植物中发现的天然的脂溶性色素)的一员,又名"植物黄体素",在自然界中与玉米黄素共同存在,它主要通过以下作用来保护眼睛。

(1)视网膜的主要色素成分。叶黄素与玉米黄素是构成蔬菜、水果、花卉等植物色素的主要组分,也是人眼视网膜黄斑区域的主要色素。人眼含有大量叶黄素,并且这种元素是人体自身无法合成的,必须依靠外界摄入来补充。若缺乏这种元素,视力就会下降甚至失明。

(2)保护眼睛不受光线损害,延缓眼睛老化及防止病变。太阳光中的紫外线及蓝光进入眼睛会产生大量自由基,导致白内障、黄斑区退化甚至癌变。紫外线一般能被眼角膜及晶状体过滤掉,但蓝光却可穿透眼球直达视网膜及黄斑,黄斑中的叶黄素能有效过滤掉蓝光,避免其对眼睛的损害。

除了可以保护眼睛,叶黄素的抗氧化作用还有助于预防机体衰老引发的心血管硬化、冠心病和肿瘤等疾病。因此,摄入富含叶黄素的食物对人体的健康非常重要。

叶黄素是一种天然成分，存在于深绿色的蔬菜和水果中，如甘蓝、菠菜、绿花椰菜、芹菜、香菜、南瓜、豌豆等。据研究，含叶黄素最丰富的食物是猕猴桃，其次是黄玉米和蛋黄，黄玉米中所含叶黄素平均为22毫克/千克。其他，如金盏花、万寿菊等花卉中叶黄素的含量也很高。

虽然富含叶黄素的蔬菜和水果有很多，但叶黄素容易在烹饪过程中流失，所以掌握正确的食用方法对于叶黄素的补充也很重要。深绿色蔬菜宜清蒸或嫩炒，不宜煮或烹饪太长时间；新鲜水果（如猕猴桃）最好直接食用，若经过晒干或其他加工，叶黄素会流失较多。

因此，为有效预防视网膜黄斑变性，建议多食用富含叶黄素的水果以及蔬菜，并且控制吸烟和饮酒，避免长时间在强光下工作，超过50岁的高危人群可以每天适量补充叶黄素食品。

糖尿病眼底出血患者饮食应注意什么

糖尿病患者眼底出血是糖尿病患者后期常见的并发症，严重者会影响视力，控制不好容易复发。合理饮食对治疗糖尿病患者眼底出血和预防复发至关重要。血糖波动对眼睛的影响较大，如果不能严格合理地控制饮食，会导致血糖和血脂波动，血压亦受影响，最终导致眼内纤维增生、视网膜脱落，影响视力。

糖尿病眼底出血患者在日常饮食中应注意以下几点。

（1）糖尿病患者并发眼底出血时，首先要控制血糖。首先要计算好每天摄入食物的热量，饮食中蛋白质、脂肪、碳水化合物三大营养素所占全日总热量的比例应为蛋白质15%、脂肪20%~25%、碳水化合物60%~70%；其次要控制血脂水平，饮食宜清淡，以植物油为主，忌食黄油、奶油、动物油。

（2）糖尿病并发眼底出血患者应适当补充维生素、矿物质和微量元素，可抑制病情发展。 在感染、并发其他疾病或眼底出血控制不良的情况下，更需要多加补充。糖尿病患者的饮食结构限制了主食的摄入量，主食摄入减少会引起维生素 B_1 不足，容易出现因缺乏维生素 B_1 而引起的神经系统疾患，因此要特别注意维生素 B_1 的供给。此外，维生素 B_{12} 可以缓解神经系统症状，维生素C可以预防微血管病变，因此糖尿病并发眼底出血的患者尤其要注意补充上述维生素。

（3）糖尿病并发眼底出血患者的饮食中应减少钠盐摄入、增加锌的摄入。 高钠饮食易诱发高血压和动脉硬化，加重出血。而适当补充锌元素，可改善由于锌供给不足导致的胰岛素分泌减少引起的血糖波动。饮食中锌元素最好的来源是肉类、海产品和家禽。另外，多食富含纤维的食物可以降低空腹血糖、餐后血糖浓度以及血脂浓度。

（4）糖尿病并发眼底出血患者的饮食应以滋阴清肝热食物为主。 中医研究认为，糖尿病并发眼底出血是阴虚肝热所致，因此饮食应以滋阴清肝热的食品为主，如豆类、玉米面、荞麦面等，绿色蔬菜如白菜、芹菜、菠菜、小白菜等。忌食辛辣食物，如辣椒、生葱、生蒜等。油炸食品少吃或不吃。

除了饮食控制，糖尿病并发眼底出血患者要注意规律生活，定时定量并有规律地吃饭、吃药、运动、工作等行为对糖尿病眼底出血患者尤为重要。为预防眼底出血复发，不宜长时间看书、看电视，建议看40分钟后休息2~3分钟；不要过度兴奋、疲劳、激动或恼怒，保持良好和充足的睡眠。此外，要少吸烟、少饮酒，少吃刺激性食物，禁饮浓茶或咖啡。

糖尿病并发眼底出血患者要在专科医生的指导下了解治疗眼底出血的知识，结合自己的病情、日常习惯、经济水平和生活条件制订适合自身的膳食方案，合理控制血糖水平，并定期到医院复查。

蓝莓真的可以明亮眼睛吗

近年来，蓝莓及蓝莓产品风靡市场，人们不禁会问蓝莓真的像广告宣传的那样好，真的可以使眼睛明亮吗？

蓝莓学名越橘，杜鹃花科越橘属植物，果实为近圆形的小浆果，呈深蓝色或紫罗兰色，并覆一层白色果粉，单果重0.5~2.5克，果肉细腻，种子极小，可鲜食，也可加工成果汁饮料、果酒、糖果、小食品等。蓝莓是地球上少有的蓝色食品之一，被誉为"浆果之王"。

蓝莓含有丰富的花青素，野生种花青素含量高达0.33~3.38克/100克鲜重，栽培种一般为0.07~0.15克/100克鲜重。来自美国的一份研究报告指出，蓝莓中的花青素含量是所有蔬菜和水果中最高的，而蓝莓果实中花青素含量最丰富的部分是紫色果皮。

花青素是维护眼睛健康、预防视力受损的重要元素。同时，花青素是极其高效的抗氧化剂，能有效对抗自由基、强化毛细血管弹性、促进血液循环、维系正常的眼球压力和活化视网膜，对缓解青光眼恶化、黄斑变性、白内障、糖尿病视网膜病变等均有良好效果。此外，花青素还有一个重要的功能——活化和促进视红素的再合成作用，改善人眼视觉的敏锐程度，加快对黑暗环境的适应能力，对提高夜间视力有很好的作用。因此，第二次世界大战期间，蓝莓就被定为英国飞行员的食品，以帮助提高夜间投弹准确率。美国和日本 1999 年的研究资料表明，蓝莓的提取液对视疲劳和弱视等都有辅助治疗作用，每天吃 40~80 克蓝莓对眼睛有很好的保健作用。

蓝莓除了对眼睛有保健作用，还因为其果实中含有较多的维生素 B_5，可用于预防皮肤皱纹的提早生成和囊泡的出现，提高皮肤弹性，由内部改善皮肤状况。在欧洲，蓝莓被称为"口服的皮肤化妆品"。同时，蓝莓还可以延缓脑神经衰老、增强记忆，其含有的花青素是很强的抗氧化剂，可以帮助预防动脉内斑块的形成和预防子宫颈癌等。蓝莓的果胶含量也很高，可降低血胆固醇，减少患冠状动脉疾病的概率，进而预防心脏病发作及中风。

虽然蓝莓是很好的保健食品，但与其他营养食品一样，适度食用才科学。饮用型蓝莓汁和其他果汁一样，经过加工后的果汁有许多添加剂、含糖量较高，因此不宜过多饮用。

除了蓝莓，其他紫色或紫红色的水果和蔬菜，如桑葚、樱桃、葡萄（尤其是葡萄皮）、加州李、火龙果、茄子、紫色胡萝卜等，也含有丰富的花青素，平时也可以适当食用。

吃粗粮对眼睛有好处吗

随着生活水平的提高,越来越多的人开始注重吃精细的粮食,减少甚至忽略了粗粮的摄入,这其实不利于健康。

粗粮是相对我们平时吃的精米、白面等细粮而言的,主要包括谷类中的玉米、小米、紫米、高粱、燕麦、荞麦、麦麸以及各种干豆类(如黄豆、青豆、赤豆、绿豆等)。

较粗的粮食,如糙米、麦粒、小米、玉米、荞麦等五谷的表层和胚芽含有大量维生素 B_1,粮食加工越细,维生素 A 损失越多,标准面粉比精白面粉维生素 B_1 含量高 7~8 倍,过分加工的米和面的维生素 B_1 可损失 1/3~3/4。维生素 B_1 与神经系统、心脏、消化系统的健康有密切关系,是人体代谢不可缺少的营养素。维生素 B_1 缺乏可引起视神经炎、视力下降、麻痹性上睑下垂、斜视、复视、眼睑和面部感觉减退。酒精、苯、铅中毒时对维生素 B_1 的需求增多,若不及时补充会出现中毒性弱视。缺乏维生素 B_1 还会出现全身性多发性神经炎、脚气病、浮肿、厌食、呕吐、心功能不全。所以,平时应适当吃些富含维生素 B_1 丰富的粗粮。由于维生素 B_1 溶于水,在洗、烧、煮过程中都会有一定程度的损失,所以烹调方法要科学,以减少维生素 B_1 的损失。

粗粮中含有丰富的铬元素,可以预防青少年近视的发生。美国研究人员对大量青少年近视病例进行分析后指出,近视的形成与体内微量元素铬的缺乏有一定关系。铬元素在人体中与球蛋白结合,为球蛋白的正常代谢所必需。体内铬元素的缺乏会引起血液渗透压的改变,进而导致眼睛晶状体渗透压的变化,使晶状体变凸、屈光度增加，产生近视。另外，如果日常饮食过于精细、咀嚼不良，也会造成视力下降，因为如果长期不咀嚼，面部的肌肉力量变弱，晶状体的调节机能就会受到影响，从而导致近视。

除此之外，粗粮中保存了许多细粮中没有的营养，如碳水化合物比细粮要低、含膳食纤维较多。同时，很多粗粮还具有药用价值，如荞麦含有其他谷物所不具有的叶绿素和芦丁，可以治疗高血压；玉米可加速肠部蠕动，避免患大肠癌，还能有效防治高血脂、动脉硬化、胆结石等。因此，患有肥胖症、高血脂、糖尿病、便秘的人应多吃粗粮。

虽然粗粮对人体有很多好处，但如果不加控制超量摄取，不仅难以起到维护健康、防治疾病的作用，相反，还可能引起其他疾病。摄入过多粗粮会增加胃肠道负担，尤其对儿童和老人以及胃肠道疾病患者或胃肠功能较弱者，在进食大量粗粮后，会出现上腹不适、嗳气、腹胀、食欲降低等症状。同时，由于粗粮中含有的纤维素和植酸较多，长期每天摄入纤维素超过 50 克，会使人的蛋白质补充受阻、脂肪利用率降低，造成骨骼、心脏、血液等脏器功能损害，降低人体免疫能力，甚至影响生殖力。此外，荞麦、燕麦、玉米中的植酸含量较高，植酸会阻碍钙、铁、锌、磷的吸收，影响肠道内矿物质的代谢平衡，因此在吃粗粮时还需适度增加这些矿物质的摄入。

联合国粮农组织已经颁布了纤维食品指导大纲，给出了健康人每日常规饮食中应该含有 30~50 克纤维的建议标准。研究发现，饮食中以 60% 粗粮、40% 细粮搭配着吃最为适宜。

如何通过饮食预防干眼

由于工作需要,很多人在电脑前工作,时间一长,很容易引发视觉疲劳,眼睛会出现干涩、视物模糊、酸胀疲劳等症状,轻则导致视力下降,严重者可能造成失明。为防止眼睛干涩、缓解眼部疲劳,除了需要充足的休息和适宜的用眼环境外,给眼睛补充营养也是必不可少的。

维生素A可以预防角膜干燥、眼干涩、夜盲等症状,因此,我们可以在日常饮食中增加富含维生素A的食物,保证机体的需要。富含维生素A的食物包括:①各种动物肝脏,是眼干燥症食疗的首选食物;②奶类、动物油、奶油、黄油、酥油;③维生素A原。在植物性食物中,维生素A原以胡萝卜素的形式存在。根茎类的胡萝卜、甘薯,瓜果类的南瓜、枸杞子和辣椒等均含有丰富的胡萝卜素。叶菜类以深绿色叶菜含量较高,如马兰头、菠菜、苋菜、芥菜、韭菜、芹菜、大白菜、小白菜、油菜、茴香、茼蒿、莴笋叶、牛皮菜、紫苏等。

要使眼睛得到充分补给,还要注意营养平衡,鱼、肉、蛋类也不可少,肉类含蛋白质较高,鱼类和蛋类营养素较齐全,这些食物有利于营养素的综合平衡。在食疗的单方或验方中常以黄鳝、瘦肉、鸡内金、鸡蛋等治疗眼干燥症。

除了合理的膳食结构,保持良好的工作、生活习惯也是预防眼睛干涩的有效手段,可通过以下方法来减少泪液蒸发。

(1)避免长时间连续操作电脑和看书学习。不要等到眼睛疲劳时才休息,应该每隔1小时休息10~15分钟。休息时,可看看窗外的绿树或远景，或做眼保健操，使眼睛充分放松。在用眼过程中要保持良好的工作姿势。操作电脑时保持一个最适当的姿势，使双眼平视或轻度向下方注视荧光屏，这样可使颈部肌肉放松，并使眼球暴露于空气中的面积减小到最低。不要躺着看书或者在光线差的地方看书以及在移动的物体（如车辆）上看书。看书时，灯光以日光灯为宜。为减少泪液蒸发，尽量少使用空调，房间湿度最好能保持在30%~50%。

（2）**多眨眼**。眨眼是一种保护性神经反射动作，通过眨眼可以使泪水均匀地分布在角膜和结膜表面，保持湿润而不干燥。眨眼次数减少，泪水的量随之减少，暴露在空气中的泪膜会快速蒸发，眼球便失去了保护。在操作电脑、驾车、读书等长时间用眼时应该适时眨眼，通常情况下，我们需要5秒钟眨1次眼，每分钟眨眼约20次。

（3）**正确使用人工泪液**。如果因干眼症到医院就诊，医生可能会建议使用人工泪液。使用人工泪液要注意不可过频、过量使用，一天最好不要超过6次。过量使用人工泪液会破坏正常的泪膜功能，加重干眼症状。

预防和治疗红眼病饮食应注意什么

夏季，我们总会碰到一些红眼病人来医院就诊。红眼病其实是急性结膜炎，具有发病急、传播快、流行广、传染性强的特点，在夏季、高热、高湿条件下极易导致大流行，医学专家称它为夏季的眼科"瘟疫"。尽管红眼病的症状表现在眼睛上，但它的治疗和预防与日常饮食有着密不可分的关系。红眼病的饮食应以消炎为原则。为了更好地预防和治疗红眼病,日常饮食应注意下列问题。

红眼病患者饮食推荐

(1)补充寒性与清热解毒的食物。寒性与清热解毒的食物一般都有消炎作用,如荸荠、鲜藕、柿子、甘蔗、香蕉、西瓜、茶叶、蚌肉、螺蛳、马兰头、枸杞叶、冬瓜、苦瓜、丝瓜、绿豆、菊花等均能起到辅助治疗红眼病的作用。

(2)补充维生素A。维生素A有助于分散毕托氏白斑(白斑可能由缺乏维生素A引起),所以结膜炎患者可每天服用维生素A乳剂5万国际单位;2周后减至5000国际单位;1个月后转用胶囊,每天2500国际单位。

(3)补充维生素C。维生素C可阻止结膜炎症进一步发展并促进组织复原,因此,红眼病患者可每日分次服用维生素C 2000~6000毫克。

(4)多吃清淡的食物。可以适当喝一些凉茶,如罗汉果茶或菊花茶。

红眼病患者饮食禁忌

(1)忌食辛辣食品。红眼病初期多为热毒炽盛,应严忌辛辣之物,如大葱、韭菜、大蒜、辣椒、生姜、胡椒等,防止助热升火、加重病情。

（2）**忌食"发物"**。中医中所指"发物"是指羊肉、猪肉、黄鱼、带鱼、黄鳝鱼、鳗鱼、虾、蟹、猪腰、猪头肉、羊脑、公鸡肉、鸡翅、芥菜等食物。此类食物最易升阳发散、动风生火，引发眼疾。

（3）**忌食生姜**。眼部炎症宜食用清凉散热之品，忌食温热辛散食物。生姜温热且味辛走窜行散，既助火热，又伤阴液，眼部炎症者食用将会加重病情。

（4）**忌酒**。酒也是辛辣之品，饮后必助热上头损目。酒精不仅会加重本病，还可使人体免疫力下降，影响眼药疗效，致使红眼病缠绵难愈。

（5）**忌烟**。香烟中含有大量尼古丁，尼古丁有收缩血管的作用，因而吸烟能使人体外周血管收缩发生循环障碍，引发眼结膜血液供应不足，加重病情。

由于红眼病的传染性非常强并通过接触传播，所以应尽可能避免与患者及其使用过的物品接触。要注意个人卫生，不用脏手揉眼睛，勤剪指甲勤洗手，有条件时应用抗生素或抗病毒眼药水滴眼。

第十二章

幸福从眼睛开始

很多眼病患者并不是全盲，先天性眼底疾病虽然损坏了他的中心精细视力，但眼底周边部状况还好，还有残余的视力可以利用。我们可以借助各种视力放大工具将残余视力的作用发挥到极致，从而可以看精细的东西。

什么是盲和低视力

"盲"是指双眼中视力较好的那只眼睛的视力低于0.05，盲者看不清楚距离他1米左右的人脸，只能看到人形的轮廓。

"低视力"是指双眼中视力较好的那只眼睛的视力不超过0.3、较差的那只眼睛的视力不低于0.05或视野只有10°。在检测视力时，低视力患者站在距离视力表2.5米处，能看到视力表上方最大的那个视标。如果低视力患者的视野范围缩小至10°，他能看到的视野大概为站在他正前方1米处的人脸大小的范围，也就是视力正常者用A4纸卷成直径为3厘米圆筒放在眼前所能看到的范围，超过这个范围，就无法看到。

从科学角度看，低视力表现为视力低下或者视野小，可以借助特殊的眼镜放大视力或视野，达到增加一定视觉功能的效果，部分患者还可以通过手术进行矫治。"盲"也并非是一点儿都看不清（三级和四级的盲者有残留的视觉），可以通过低视力康复来挽救残留的视觉。1973年，世界卫生组织制定了低视力与盲的分级标准，总结如下。

类别	级别	最佳矫正视力（双眼中好眼）	
		低于	等于或优于
低视力	一	0.3	0.1
	二	0.1	0.05（3米指数）
	中心视力好，但视野范围缩小，其半径在10°范围左右，也属于低视力		
盲	三	0.05	0.02（1米指数）
	四	0.02	光感
	五	无光感	
	视野半径在10°~5°为三级盲，视野半径<5°为四级盲		

世界卫生组织估计全世界有盲人4000万~4500万人，低视力患者1.35亿~1.4亿人，约为盲人的3倍。我国有盲人约560万人、低视力患者约750万人，目前我国每年会出现新盲人约45万人、低视力患者约135万人，即约每分钟出现1个盲人、3个低视力患者。

低视力是可以康复的

从低视力的定义和标准中可以看出：低视力患者或三级、四级盲者并不是完全没有视力，他们具有周边视力或微弱的残余视力。如何训练、利用甚至提高这部分残余的视力，对低视力患者来说至关重要，但人们对此的认识相当有限。如何提高低视力患者的视力是全球面临的严重的公共卫生问题。在我国，低视力患者通过训练治疗后视觉康复的比例仍然较低（不足5%）。

造成低视力的病因很多，据调查，在中国造成低视力的主要眼病依次为白内障 20.29%，屈光不正、弱视 13.27%，眼外伤 9.48%，眼底病 7.88%，青光眼 4.45%。

造成低视力最主要的病因为白内障，对于大部分白内障患者而言，可以通过手术治疗提高视力。但对于儿童先天性白内障，尤其是白内障影响视觉系统发育的儿童患者，在适时手术后还需要进行长期的视觉康复。对于屈光不正或弱视引起的低视力，可以通过佩戴助视器矫正以提高视力。低视力的康复主要包括两大类，一是利用低视力助视器提高视力；二是通过临床治疗提高视力。临床上低视力康复工作能否顺利开展，主要与5个关键因素相关，即认识、实用、易于达到、负担得起及可持续性。

关注老年低视力及康复

老年低视力是低视力的重要组成部分，70% 以上低视力患者为 60 岁以上的老年人。众所周知，年龄增长伴随着视功能的下降。一般 40 岁以后，每增长 10 岁，低视力的发生率就会随之增加，尤其是低收入、低教育、健康差的老年人，低视力的患病率较高。造成老年低视力的主要原因有白内障、黄斑变性、屈光不正、青光眼和糖尿病视网膜病变。老年低视力还与眼解剖和生理方面的改变直接相关，如泪液分泌减少、角膜知觉的敏感性减退、晶状体的弹性下降导致调节力下降、晶状体和玻璃体的透明度下降、色觉出现异常等。

老年低视力患者有其特点，所以康复有其特殊性。有些老年人视力逐渐下降，其本人及家属会认为这是年龄增长后的自然结果，加上老年人与社会联系减少、各种活动减少，往往缺乏视力康复的强烈愿望，对治疗及康复的要求不高甚至排斥治疗与康复。有些老年患者对视力下降的畏惧程度远远高于其他听力、肢体等方面的障碍，他们寄希望于药物或手术治疗，希望其效果能立竿见影，当得知需要较长的时间或并不能完全实现医疗的愿望时，他们会感到焦虑甚至对生活绝望。老年人在视力受损的同时，常常伴有听力障碍，再加上老年人的一些生理改变，如记忆力减退、呼吸消化系统功能减退、心血管系统疾患、活动减少等，都会使他们孤立于社会之外，与亲友交往更加减少，在家庭中也更加孤独。

老年人的低视力康复实际上非常重要，可以提升老年人的生活和思维的独立性，是增进社会和谐的重要部分。临床中已经积累了大量的有关老年人低视力康复的经验，可以有效地进行康复。对于常见的导致老年低视力的眼病，应该采用针对性的处理。

（1）**老年性白内障**（见下文叙述）。

（2）**老年性黄斑变性**。这种眼病的特点是中心视力很差，但患者还可以维持有用的周边视力或旁中心视力，可以通过头部倾斜或眼球转动来看见。此类人群的视觉康复重点在于训练开发周边视力、旁中心注视。可以试用三棱镜、眩光的滤光镜等助视器。

（3）**糖尿病性视网膜病变**。糖尿病所致的视力降低是由于晶状体改变和黄斑水肿造成的。彩色滤光镜和太阳镜有助于患者提高对比度、消除眩光。近距离工作时使用直接照明，夜间视力差的可以使用手电筒。但关键还在于早期发现和早期治疗，能最大限度地减少老年人因罹患该病而导致的致残、致盲率。

（4）**视网膜色素变性**。视网膜色素变性是最常见的遗传性视网膜萎缩性疾病。早期多数人视力正常,到晚期会发生严重的视野进行性缩小,最后只剩下管状视野(就相当于我们将一中空的卷纸棒放在眼前,只看到中间的那么一圈视野)。该病患者可使用电子放大系统及黄斑滤光镜,均有助于改善视力。

逆转盲和低视力——白内障手术

在临床上,白内障手术技术已经非常成熟,手术成功率高。通过白内障手术,可以让那些因白内障而失去视力的人重新找回光明。

尽管白内障手术技术成熟、成功率高,但并不是每个患者都知道白内障可以手术治疗、可以放心地接受手术或可以支付得起白内障手术的费用。在我国,每年60岁以上的老年低视力患者因白内障而处于盲或低视力状态者占30%~40%,有些患者得不到及时治疗,常常并发青光眼,最终造成低视力甚至失明。为什么会出现这种状况呢?

(1)**基层医疗条件差**。由于医疗资源的分布不均衡,乡镇一级卫生院基本没有眼科专科医生,对白内障及其可能引起的并发症没有引起足够的重视,造成白内障患者错失治疗的最佳时机。

(2)**经济条件限制**。在一些不发达地区,因经济条件差,小病不重视、大病看不起的现象还是存在的。早期白内障患者尽管有视力下降的表现,但没有疼痛等不适,患者往往不予以重视。随着病情加重,再去就诊时,又因无法支付手术费而放弃手术治疗。

（3）对疾病缺乏了解。 有些老年人缺乏对疾病防治的基本了解，以为老年人看不清楚是自然规律，常常听之任之。很多老人即使在子女的劝说下到医院就诊，但因缺乏对白内障手术的了解，产生恐惧心理拒绝治疗。

　　随着人口老龄化，老年人视力损害及由此带来的影响将会是一个越来越需要关注的问题。积极开展老年低视力的康复，重点开展贫困地区的防盲治盲工作，提高老年人的生活质量，既是社会的责任，也是广大眼科和视光学医务工作者的责任。

致　谢

感谢为本书的编写作出重要贡献的上海交通大学医学院附属第一人民医院眼科、复旦大学附属眼耳鼻喉科医院、温州医科大学附属眼视光医院。

图书在版编目（CIP）数据

科学健康 . 眼科 / 中国科学技术协会，中国老科学技术工作者协会，国家卫生健康委员会组织编写 . -- 北京：科学普及出版社，2022.9

ISBN 978-7-110-10500-9

Ⅰ.①科… Ⅱ.①中… ②中… ③国… Ⅲ.①保健－普及读物②眼科学－普及读物 Ⅳ.① R161-49 ② R77-49

中国版本图书馆 CIP 数据核字（2022）第 150712 号